Sannar Sattar Albuzyad

Avaliação dos cuidados médicos prestados aos doentes

Sannar Sattar Albuzyad

Avaliação dos cuidados médicos prestados aos doentes

com problemas de cancro do aparelho digestivo do ponto de vista radiológico

ScienciaScripts

Imprint

Cover image: www.ingimage.com

This book is a translation from the original published under ISBN 978-3-639-71583-5.

Publisher:
Sciencia Scripts
is a trademark of
Dodo Books Indian Ocean Ltd. and OmniScriptum S.R.L publishing group

120 High Road, East Finchley, London, N2 9ED, United Kingdom
Str. Armeneasca 28/1, office 1, Chisinau MD-2012, Republic of Moldova, Europe
Managing Directors: Ieva Konstantinova, Victoria Ursu
info@omniscriptum.com

Printed at: see last page
ISBN: 978-620-8-57164-1

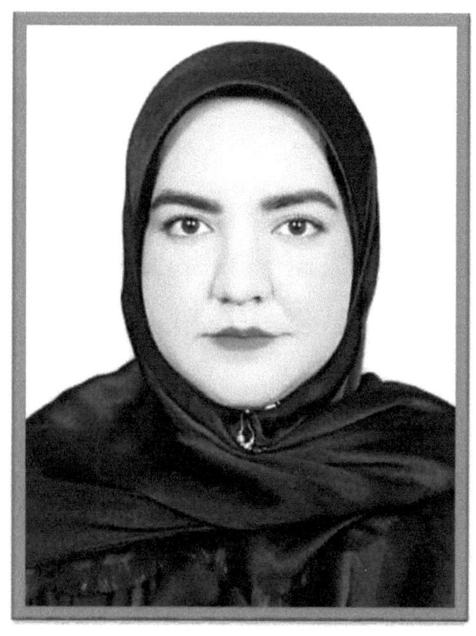

Dr. Sannar Sattar Albuzyad

Departamento de Radiologia, Faculdade de Medicina, Universidade de Ciências Médicas de Teerão, Teerão, Irão

Dedicado aos Anjos Misericordiosos que:

O senhor dos mundos, que começou a guiar os seus servos com o ensinamento da pena.

Os meus pais, cuja presença é para mim uma coroa de honra e cujo nome é a razão da minha existência, porque estas duas existências, depois do Senhor, foram a fonte da minha existência, pegaram na minha mão e ensinaram-me a caminhar neste vale cheio de altos e baixos.

Índice

Capítulo 1: Breve introdução à radiografia do tórax

Introdução

Um dos exames imagiológicos mais comuns é a radiologia do tórax, que utiliza raios X. Esta é uma radiografia postero-anterior (PA) do tórax. Nesta fotografia, estes órgãos são expostos aos raios X e são tiradas fotografias. Esta fotografia é indolor e só é necessário que o paciente esteja numa posição de pé e o raio-X passará pelo seu corpo e a pessoa não sentirá nada nesse momento. Em alguns casos especiais ou para examinar algumas zonas, a fotografia pode ser efectuada na posição sentada ou deitada. Para além de não ser invasivo e de ser económico, este método pode fornecer informações úteis sobre o estado clínico do doente ao pessoal médico.

Como efetuar a radiologia torácica?

Durante o exame, o seu corpo é colocado entre a câmara de raios X e o gravador de raios X. Pode ser-lhe pedido que se deite em diferentes direcções para que sejam tiradas fotografias de cada lado e da parte da frente do tórax. Na vista frontal, coloca-se em frente de um ecrã que contém as películas de raios X ou de um gravador digital, coloca-se os braços acima da cabeça ou ao lado do corpo e rodam-se os ombros para a frente. Respire fundo e mantenha-o durante alguns segundos. Na vista lateral, vira-se e encosta o ombro ao lado do ecrã, levanta as mãos acima da cabeça e, tal como antes, respira fundo e sustém a respiração enquanto tira a fotografia.

Utilizações da radiologia torácica

A radiografia do tórax é normalmente o primeiro procedimento

imagiológico solicitado na sequência dos seguintes sinais e sintomas

- Falta de ar;
- Tosse crónica;
- Lesão ou dor no peito;
- Febre.

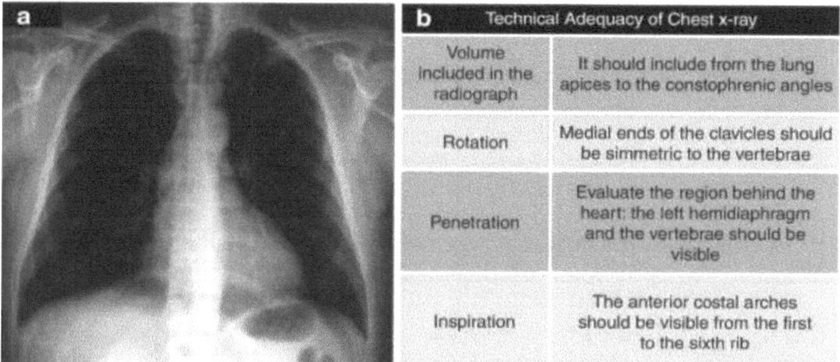

Technical Adequacy of Chest x-ray	
Volume included in the radiograph	It should include from the lung apices to the constophrenic angles
Rotation	Medial ends of the clavicles should be simmetric to the vertebrae
Penetration	Evaluate the region behind the heart: the left hemidiaphragm and the vertebrae should be visible
Inspiration	The anterior costal arches should be visible from the first to the sixth rib

Figura 1. Introdução à interpretação de radiografias do tórax

Os médicos utilizam este método para verificar e diagnosticar as seguintes doenças

- Pneumonia;
- Insuficiência cardíaca e outros problemas;
- Cancro do pulmão;
- Enfisema;
- Examinar a via de colocação do tubo de respiração;
- Verificação da existência de líquido e ar nos pulmões e de outras condições médicas.

Imagens de radiografia do tórax

As radiografias do tórax podem normalmente ser examinadas a partir de várias vistas, incluindo:

- **Vista posterior-anterior (vista PA):** Nesta vista, o doente está numa posição de pé, a cassete é colocada à frente do doente e o feixe incide de trás para a frente. Esta vista dá a a imagem mais exacta e clara do tórax.

- **Vista anterior-posterior (vista AP):** Nesta vista, a cassete é colocada nas costas do doente e a radiação incide da frente para trás, estando o doente deitado ou sentado. A utilização mais comum deste método é na unidade de cuidados intensivos, onde a maioria dos doentes está em coma ou não se consegue mexer.
- **Vista lateral (vista LAT):** Nesta vista, que é utilizada para um exame mais pormenorizado da parte posterior da coluna vertebral, o doente está de lado, levanta os braços e a cassete é colocada no lado esquerdo ou direito.

Limitações da radiologia torácica

Embora esta radiologia seja muito prática e útil no diagnóstico das doenças mencionadas e faça parte dos primeiros exames clínicos, também tem limitações. Algumas pequenas massas cancerosas podem não ser detectáveis nestas imagens. Os coágulos sanguíneos nos pulmões ou a embolia pulmonar também podem não ser vistos nesta imagiologia. No entanto, estas limitações não diminuem o valor diagnóstico deste método e não impedem a utilização da radiologia torácica no diagnóstico precoce de muitos problemas internos do organismo.

Custo da radiologia torácica

O custo da radiologia é determinado em função de factores como o tipo de radiologia, o tipo de seguro, o tipo de bens de consumo, etc. Os efeitos secundários da radiologia torácica podem estar relacionados com a exposição aos raios X. A quantidade de radiação dos raios X é muito baixa.

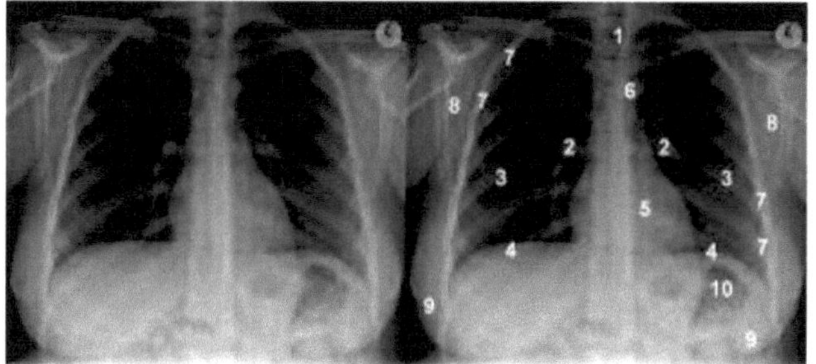

Figura 2. Tutorial de radiografia: Radiografia de tórax

Aplicação da radiografia do tórax (radiografia do tórax)

O tórax é uma câmara ósseo-cartilaginosa flexível, com a forma de um cone incompleto, onde se encontram o coração, os pulmões, o esófago e a traqueia, e é constituído por vértebras, costelas e esterno. O tórax é a parte do tronco que se situa entre a raiz do pescoço e o abdómen, onde se encontram estruturas importantes como o coração e os pulmões.

A radiografia do tórax é um exame radiológico não invasivo comum que mostra uma imagem do tórax e dos órgãos internos. Para realizar este exame, o tórax é exposto à radiação de raios X e é formada uma imagem numa película ou num computador digital. Dependendo da densidade dos órgãos, cada órgão da cavidade torácica absorve diferentes graus de radiação e cria diferentes sombras na película. Em geral, uma radiografia ao tórax é um procedimento simples, rápido, económico e relativamente inofensivo, com um risco mínimo de radiação.

A razão da radiografia do tórax

A radiografia do tórax é uma das radiografias mais comuns. Se o médico suspeitar de doenças cardíacas ou pulmonares, a realização de uma radiografia ao tórax é o primeiro passo que é prescrito. Uma radiografia ao tórax pode mostrar o seguinte:

Doença pulmonar: A radiografia pode identificar cancro do pulmão ou infeção, doenças crónicas como enfisema, fibrose quística e complicações relacionadas.

Problemas pulmonares relacionados com o coração: As imagens do tórax podem mostrar alterações ou perturbações nos pulmões que estão na origem de problemas cardíacos. Devido a uma insuficiência cardíaca, pode acumular-se líquido nos pulmões (edema pulmonar).

Tamanho e forma do coração: Podem ocorrer alterações do tamanho e da forma do coração devido a vários problemas, incluindo insuficiência cardíaca, doenças cardíacas congénitas, presença de líquido à volta do coração, derrame pericárdico e problemas com uma ou mais válvulas cardíacas, que podem ser detectados por imagiologia.

Vasos sanguíneos: Como a forma dos grandes vasos perto do coração, a aorta, as artérias pulmonares e as veias, pode ser vista nas radiografias do tórax, as suas radiografias podem mostrar aneurismas da aorta e outros problemas dos vasos sanguíneos, bem como doenças cardíacas congénitas.

Armazenamento de cálcio: A radiografia do tórax pode mostrar cálcio no coração ou nos vasos sanguíneos. A presença de cálcio nestes locais pode indicar danos nas válvulas cardíacas, nas artérias coronárias do músculo cardíaco e na bainha protetora que envolve o coração. Os depósitos de cálcio nos pulmões podem dever-se a infecções passadas ou a doenças graves.

Alterações pós-operatórias: Normalmente, é útil tirar fotografias da mama após a cirurgia; por exemplo, cirurgia ao coração, pulmão e esófago para garantir a sua recuperação. O médico irá observar as linhas e os tubos que foram colocados durante a cirurgia para se certificar de que não há acumulação de ar ou de fluidos.

Regulador de ritmo cardíaco artificial, desfibrilhador e cateter: Um coração bateria e desfibrilhador (eletrochoque) ligados ao coração para assegurar um ritmo e batimento cardíaco normais, e um cateter é um pequeno tubo utilizado para administrar medicamentos ou fazer diálise. Uma radiografia do tórax é normalmente efectuada após a colocação dos dispositivos acima referidos no coração para garantir que tudo está no sítio certo.

Vantagens da radiografia do tórax

Após um exame de raios X, não fica qualquer radiação no corpo do doente. Os raios X geralmente não têm efeitos secundários dentro dos limites normais de diagnóstico. Porque a imagiologia por raios X é rápida e fácil. É especialmente útil no diagnóstico e tratamento de emergência. O equipamento de raios X é relativamente barato e pode ser encontrado em salas de emergência, consultórios médicos, centros de cuidados ambulatórios, hospícios e outras áreas, tornando-o conveniente para doentes e médicos.

Como efetuar uma radiografia do tórax

O técnico pede à pessoa que se coloque em frente da superfície que regista as imagens junto à película. A parte da frente do tórax fica perto da superfície. Outra parte do aparelho que liberta radiação é colocada atrás do doente. Se a situação for adequada, o técnico pode instruir o doente a respirar fundo e a suster a respiração, para depois tirar uma imagem activando o aparelho (semelhante a tirar uma fotografia normal). A imagem é registada em filme após alguns segundos. O filme pode ficar pronto em minutos para ser analisado pelo médico.

Complicações da radiografia do tórax

Muitas pessoas que têm de fazer radiologia torácica estão preocupadas com o facto de poderem prejudicar o corpo devido à radiação de raios X; mas deve saber que a quantidade de radiação de raios X é muito baixa e não representa um risco para a saúde.

Quais são as razões para a realização de uma TAC dos pulmões?

Os pulmões são o centro do sistema respiratório do corpo. Todas as células do corpo precisam de oxigénio para sobreviver e funcionar corretamente. Por outro lado, as células do corpo têm de remover o dióxido de carbono que produzem das células. O gás carbónico é uma substância excretora que é criada devido a reacções intracelulares. Os pulmões foram especificamente concebidos para trocar estes gases durante a respiração (inalação e exalação).

Razões para a prescrição de uma TAC pulmonar

- Investigação de casos suspeitos observados em fotografias de radiologia convencional.
- Diagnosticar a causa dos sintomas clínicos das doenças

pulmonares, como tosse, falta de ar, dores no peito ou febre.

- Diagnóstico de tumores no tórax ou de tumores que se espalharam para esse local a partir de outras partes do corpo.
- Exame do estado dos tumores torácicos.
- Investigar a eficácia do tratamento efectuado nos tumores do tórax.
- Diretrizes para o tratamento de radioterapia.
- Exame das lesões dos componentes do tórax, incluindo o coração, os vasos sanguíneos, os pulmões, as costelas e a coluna vertebral.
- Exame das anomalias reveladas pelas ecografias fetais no tórax.
- Pneumonia (peito lateral).
- Tuberculose.
- Bronquite, fibrose quística.
- Inflamação ou outras doenças da membrana pulmonar (que cobre os pulmões).
- Doenças pulmonares crónicas.
- Anomalias hereditárias.

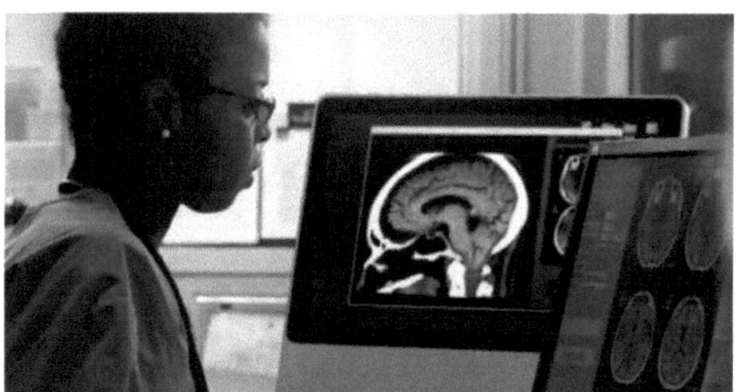

Figura 3. O que é um radiologista?

Como efetuar uma tomografia computorizada do pulmão?

Para efetuar uma TAC do pulmão, o doente deita-se de costas na cama. Neste caso, pode utilizar-se um cinto ou almofadas para manter o doente na posição correta e mantê-lo imóvel durante o exame. Se o exame for acompanhado da injeção de um agente de contraste, este agente será injetado na veia do doente pouco antes do início do exame. A cama desloca-se então para o scanner para determinar a posição inicial correta para os exames. Quando o exame começa, a cama move-se lentamente dentro da máquina. Durante o exame, o doente pode pedir para suster a respiração durante alguns segundos. Neste caso, qualquer movimento, incluindo a respiração e os movimentos do corpo, pode provocar artefactos na imagem. Esta perda de qualidade de imagem pode assemelhar-se a um objeto em movimento na imagem captada . Depois de terminado o exame, o doente pede para aguardar que os especialistas verifiquem a qualidade das imagens.

Vantagens da tomografia computorizada do pulmão

As vantagens mais importantes da tomografia computadorizada são

- Elevada precisão da TAC no exame da maioria dos órgãos do doente sem dor;
- A possibilidade de examinar todos os órgãos do corpo através da tomografia computorizada;
- Velocidade de aquisição de imagens em comparação com a RMN;
- Menor sensibilidade ao movimento do doente devido à elevada velocidade;

- Realização de imagiologia de doentes que, por qualquer razão, tenham metal no seu corpo ou sejam obrigados a utilizar uma bateria cardíaca;

- Possibilidade de biópsia e recolha de amostras de diferentes tecidos do corpo através de fluoroscopia por TAC;
- Os medicamentos utilizados na TAC não são radioactivos e são muito mais seguros do que a medicina nuclear e não emitem radiação.

Preparação para a tomografia computorizada do pulmão

Dependendo do tipo de peça digitalizada, pode ser necessário

- Tirar toda ou parte da roupa e vestir roupa hospitalar;
- Remoção de objectos metálicos como cintos, jóias, dentaduras e óculos que possam interferir com os resultados;
- Não comer nem beber algumas horas antes da TAC.

Complicações da tomografia computorizada do pulmão

A TAC é um procedimento de muito baixo risco que não causa quaisquer complicações graves para a pessoa. Apenas ocasionalmente, as pessoas que fazem uma TAC podem sentir comichão, erupções cutâneas e urticária na pele ou uma sensação de calor no corpo. Na maior parte das vezes, estes problemas desaparecem por si só e após um curto período de tempo; mas, se necessário, podem ser utilizados anti-histamínicos para acelerar a melhoria destes sintomas. Por conseguinte, pode dizer-se que a TAC não causa complicações graves para a pessoa, mas; se uma mulher grávida for exposta à TAC, esta pode ser perigosa para o feto e causar efeitos adversos. Por conseguinte, é necessário que as mulheres grávidas informem e consultem o seu médico sobre esta questão antes de efectuarem uma TAC.

Porquê implementá-lo?

Radiografia do tórax para verificar o seguinte

- Ajuda a encontrar a causa de sintomas comuns, como tosse, falta de ar ou dor no peito.
- Detetar doenças pulmonares como a pneumonia, o cancro do pulmão, a doença pulmonar obstrutiva crónica (DPOC), o colapso pulmonar (pneumotórax) ou a fibrose quística e monitorizar o seu tratamento.

- Investigar alguns problemas cardíacos, incluindo o aumento do coração, a insuficiência cardíaca e problemas que causam a acumulação de líquidos nos pulmões (edema pulmonar) e monitorizar o tratamento destas doenças.
- Investigação de problemas relacionados com lesões torácicas, como fracturas de costelas ou lesões pulmonares.
- Encontrar objectos estranhos, como moedas ou outros pequenos pedaços de metal, na trompa de Falópio, no estômago (esófago), nas vias respiratórias ou nos pulmões. Uma radiografia do tórax pode não mostrar fibras alimentares, frutos secos ou madeira.
- Verificar se os tubos, cateteres ou outros dispositivos médicos nas vias respiratórias, no coração, nos vasos sanguíneos do tórax ou no estômago estão ou não na sua posição correta.

Como efetuar este teste

Um técnico de radiologia efectua uma radiografia ao tórax. As imagens radiográficas são revistas e interpretadas por um radiologista. Alguns outros médicos, como médicos de família, internistas ou cirurgiões, também podem rever as radiografias ao tórax. É provável que deva retirar quaisquer jóias que possam interferir com a imagem de raios X. Pode ser necessário retirar toda ou a maior parte da roupa da parte superior do corpo (embora possa manter a roupa interior vestida se não estiver no caminho da radiação). Pode dar um vestido comprido e solto para usar durante o exame.

Na radiografia do tórax, são normalmente efectuadas duas imagens: Uma da parte de trás do tórax e outra do lado, mas dependendo dos objectivos médicos, podem ser necessárias outras vistas. Claro que, em situações de emergência, normalmente só se tira uma imagem da vista frontal. Os médicos nem sempre conseguem obter as informações necessárias para encontrar a causa principal do problema a partir da radiografia do tórax. Se os resultados da radiografia do tórax não forem normais ou não fornecerem informações suficientes sobre o problema do tórax, pode recorrer-se a radiografias mais específicas ou a outros exames, como a TAC, a ecografia, a ecocardiografia ou a ressonância magnética. Normalmente, uma pessoa fica em frente ao ecrã de raios X durante a radiografia. Se tiver de se sentar ou deitar , alguém o ajudará a adotar a posição correta.

Deve permanecer completamente imóvel durante a radiografia para evitar a desfocagem da imagem. Poderá ser-lhe pedido para suster a respiração durante alguns segundos. A maioria dos hospitais e algumas clínicas dispõem de máquinas de raios X portáteis. Se a radiografia ao tórax for feita numa máquina de raios X portátil no hospital, o técnico de raios X e o enfermeiro ajudá-lo-ão a colocar-se na posição correta. Normalmente, apenas uma imagem é tirada da vista frontal.

Como é que a pessoa se sente durante o teste?

Não sentirá qualquer desconforto ou dor durante a radiografia. O que acontece é que a mesa de raios X pode parecer dura e a sala correspondente fria. Se houver dor na zona do tórax, pode sentir-se desconfortável ao assumir determinadas posições, respirar profundamente ou suster a respiração durante a fotografia.

Perigos

Em caso de exposição a qualquer radiação e mesmo aos baixos níveis de radiação utilizados neste método, existe sempre um pequeno risco de danos nas células ou tecidos do corpo. No entanto, os riscos dos raios X são geralmente muito baixos quando comparados com os potenciais benefícios deste exame.

Resultados

A radiografia do tórax é uma imagem do tórax que mostra o coração, os pulmões, as vias respiratórias, os vasos sanguíneos e os gânglios linfáticos. Além disso, a radiografia do tórax mostra os ossos da coluna vertebral e do tórax, incluindo os ossos do peito, as costelas, a clavícula e as partes superiores da coluna vertebral. Em caso de emergência, os resultados da radiografia abdominal ficam prontos em poucos minutos. Caso contrário, os resultados estão normalmente prontos num prazo de um a dois dias.

Radiografia torácica normal

Os pulmões parecem normais em tamanho, forma e textura. Não se observam glândulas ou outras massas no interior dos pulmões. Os espaços pleurais (o espaço à volta dos pulmões) também parecem normais. O coração apresenta-se normal em tamanho, forma e textura. Os vasos sanguíneos do coração também são normais em tamanho, forma e aparência. Os ossos, incluindo a coluna vertebral e as costelas, parecem normais. O diafragma apresenta-se normal em termos de forma e localização. Não se observam acumulações anormais de líquido ou ar nem objectos estranhos. Todos os tubos, cateteres ou outros dispositivos médicos estão na sua posição correta no interior do tórax.

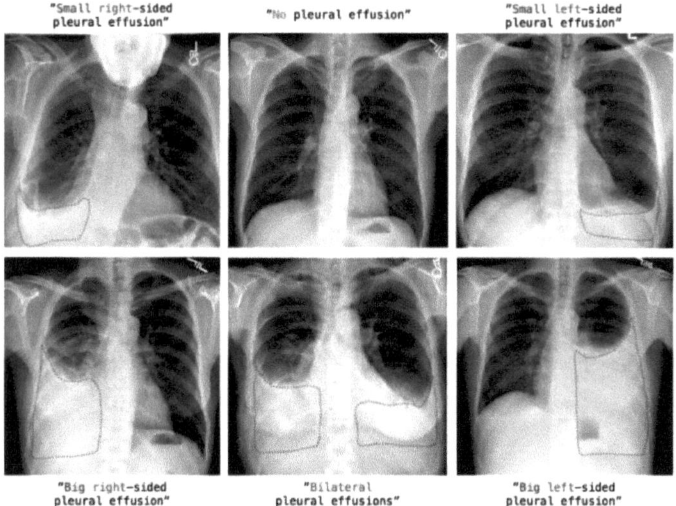

Figura 4. Modelo Vision Language Foundation para radiografia do

tórax

Radiografia torácica anormal

Existem infecções como a pneumonia ou a tuberculose. Podem surgir problemas como tumores, lesões ou doenças como edema causado por insuficiência cardíaca. Nalguns casos, são necessárias mais radiografias ou outros exames para investigar o problema mais de perto. Podem ser observados problemas como um coração aumentado, que pode ser causado por lesões cardíacas, doenças das válvulas cardíacas ou acumulação de líquidos à volta do coração, ou problemas relacionados com os vasos sanguíneos, como uma aorta aumentada, aneurisma ou endurecimento das artérias (arteriosclerose). Líquidos nos pulmões (edema pulmonar) ou à volta dos pulmões (derrame pleural) ou ar no espaço à volta dos pulmões (pneumotórax).

Podem observar-se fracturas ósseas no peito, na clavícula, no ombro ou na coluna vertebral. Os gânglios linfáticos parecem maiores do que o normal. Um corpo estranho pode ser visto no esófago, nas vias respiratórias ou nos pulmões. Tubos, cateteres ou outros dispositivos médicos parecem estar fora do sítio.

Que factores afectam este teste?

As razões que podem impedir este teste ou distorcer os resultados são

- Não é possível manter e suster a respiração durante o teste.
- Objectos metálicos (como hastes fixas da coluna vertebral e jóias ou cintos metálicos) que estejam no caminho da imagem.
- Obesidade que pode esconder problemas no peito ou dificultar

uma fotografia correta.

- Dor no peito que pode dificultar a respiração profunda durante o teste.

- As úlceras causadas por uma cirurgia pulmonar no passado ou as alterações causadas por uma doença crónica podem dificultar o exame das imagens radiográficas.

- As imagens captadas com dispositivos portáteis são menos nítidas do que com dispositivos fixos.

O que é que devemos pensar?

Os resultados da sua radiografia podem ser diferentes dos resultados do seu exame anterior, talvez porque o seu novo exame foi efectuado num centro médico diferente ou porque o tipo de exame que fez foi diferente do anterior. Se forem observados resultados anormais, pode ser necessário efetuar radiografias mais específicas ou outros tipos de exames, como a tomografia computorizada (TAC), a endoscopia, a ecografia e a ressonância magnética. Algumas doenças como o cancro pequeno, a embolia pulmonar podem não aparecer na radiografia do tórax, ou alguns outros problemas podem ficar escondidos pelas estruturas normais do tórax. Alguns trabalhadores que trabalham com amianto devem efetuar regularmente radiografias ao tórax para verificar a existência de problemas relacionados com o amianto.

Tabela 1. Aspeto do colapso do lóbulo

Lobe collapse	Appearance
RUL collapse	➢ High density increases in the right lung and low in the horizontal slit ➢ This gap moves upwards and can take an almost vertical position.
RML collapse	➢ The RML collapses down against the right edge of the heart, which is indistinct.
	➢ The right edge of the heart is clearly visible on a conventional CXR because it is adjacent to the air-filled middle lobe.
RLL collapse	There is a triangular density in the right lung, but the right edge of the heart is still clearly visible.
LUL collapse	➢ The left lung is slightly whiter than the right. ➢ LUL is anterior and collapses against the anterior chest wall. Therefore, you see the air in the LLL collapsed through the condensed LUL.
LLL collapse	➢ A dense triangle can see behind the heart. ➢ Part of the shadow of the heart on the left side of the spine is whiter than the right side of the spine.

Quando o pulmão inteiro colapsa, a densidade de todo o hemitórax desse lado aumenta. Este aspeto é por vezes designado por "branqueamento", embora existam outras causas. Uma pneumonectomia é, de facto, uma forma grave de colapso pulmonar completo e, por isso, tem um RXC semelhante, mas pode ver-se uma irregularidade nas costelas no local da toracotomia.

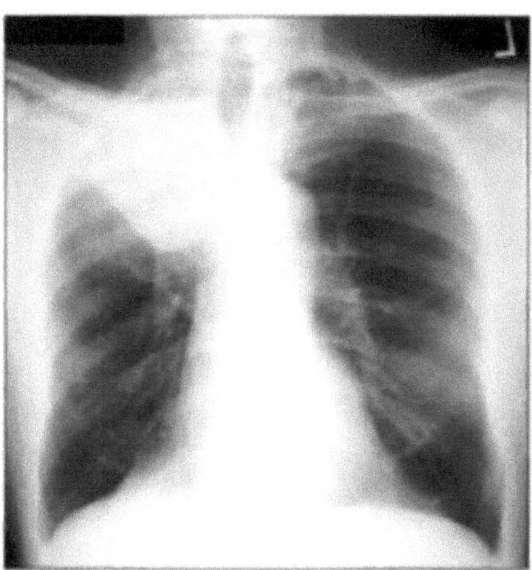

Figura 5. Colapso do lobo superior direito. A fenda horizontal é oblíqua. A traqueia está desviada para a direita, o que é um sinal de desvio do mediastino

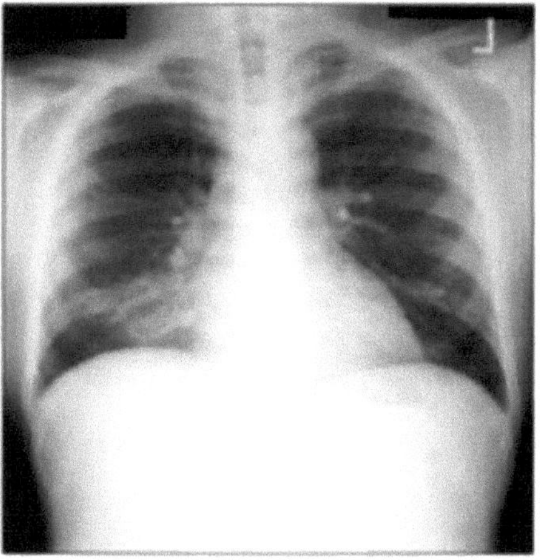

Figura 6. Colapso do lobo médio direito. A borda direita do coração é indistinta e tem uma aparência vagamente branca em relação ao pulmão adjacente

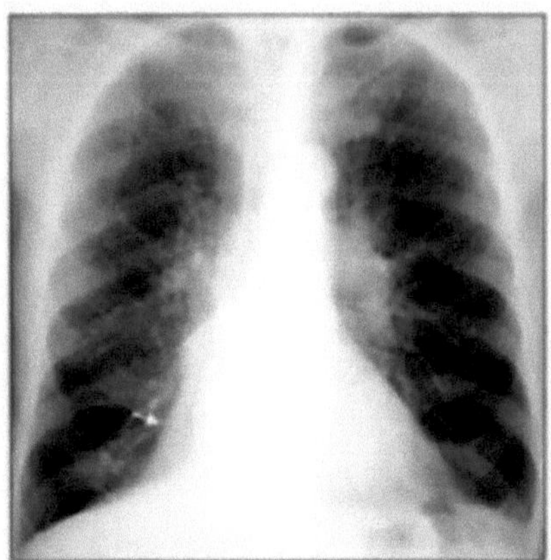

Figura 7. Colapso do lobo inferior direito. A brancura anormal com um bordo exterior reto ainda é visível no pulmão direito (seta) no bordo direito do coração

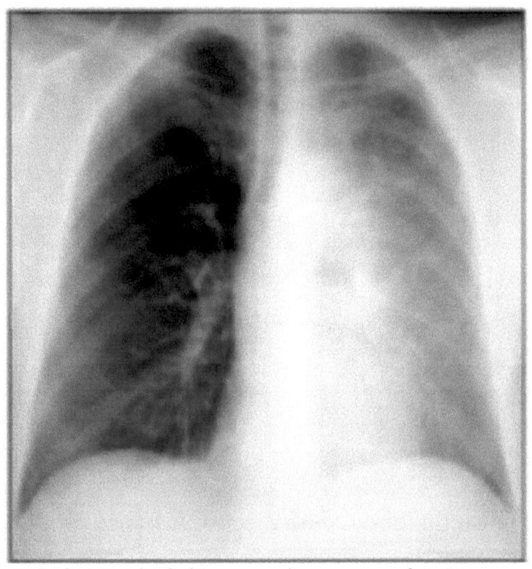

Figura 8. Colapso do lobo superior esquerdo. Branqueamento

excessivo do hemi-tórax esquerdo. O bordo esquerdo do coração não é claro

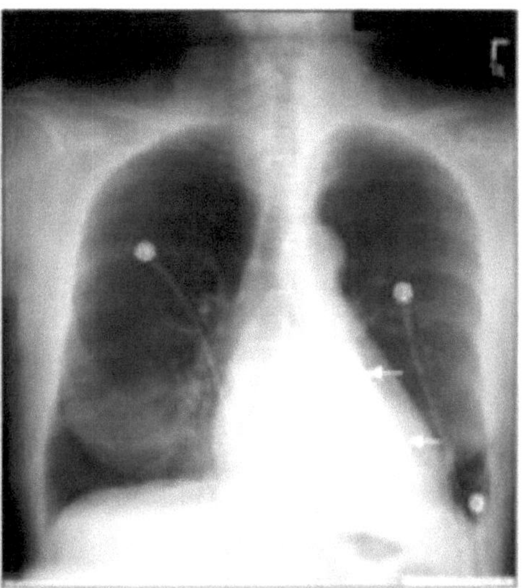

Figura 9. Colapso do lobo inferior esquerdo. Realce branco atrás do coração com um bordo exterior reto. (Setas)

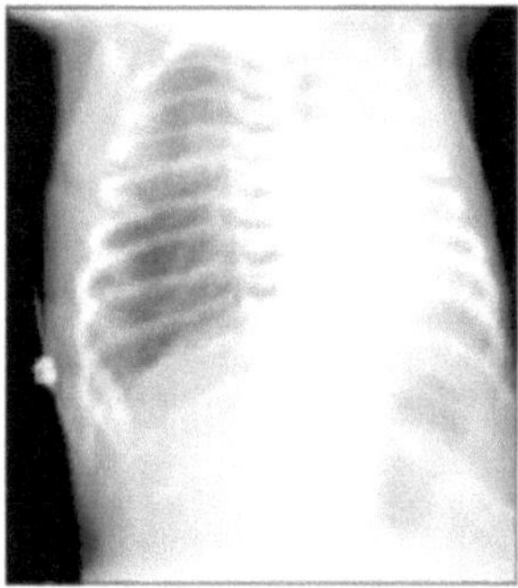

Figura 10. Colapso do pulmão esquerdo. Brancura anormal no hemitórax esquerdo. Coração deslocado para o lado esquerdo na

cavidade natural

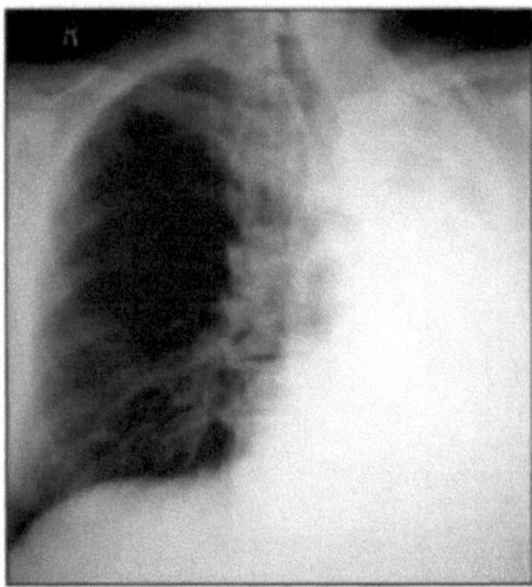

Figura 11. Pneumonectomia. Esbranquiçado anormal no hemitórax esquerdo. Traquéia e coração deslocados para o lado esquerdo

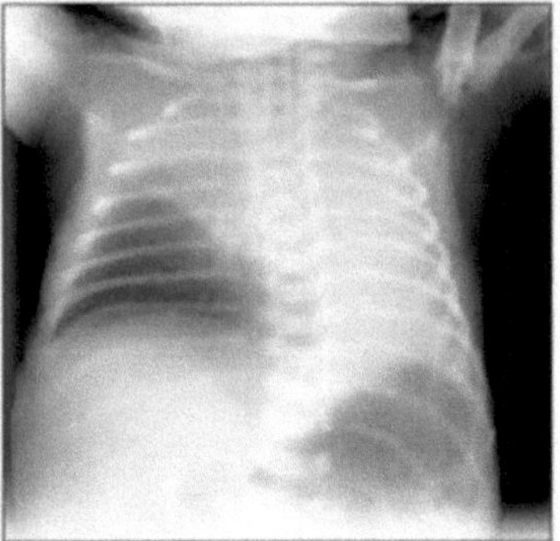

Figura 12. Colapso do pulmão esquerdo e do lobo superior direito. Prestar atenção à ponta do tubo endotraqueal localizada no brônquio médio direito

Consolidação

A consolidação ocorre quando o ar no pulmão é substituído por líquido. A distribuição desta consolidação pode ser irregular ou pode envolver todo um segmento ou lóbulo. A composição deste líquido depende da causa:

- Líquido infecioso, por exemplo, em caso de pneumonia (a causa mais comum que verá);
- Os conteúdos salivares ou gástricos são observados em casos de aspiração;
- Sangue, em casos de contágio pulmonar traumático;
- Secreção serosa observada no edema pulmonar alveolar. Embora a distribuição possa ajudar a esclarecer a causa, o aspeto radiológico da consolidação é o mesmo em todas elas.

Interpretação radiológica

- Branqueamento ou sombreamento do pulmão pouco definido. É difícil ver os bordos destas zonas. A tonalidade descrita como "Fluffy" no comentário.
- Ao contrário da atelectasia, não há perda de volume porque não há colapso pulmonar.
- Os brônquios aéreos podem ser vistos, sobretudo quando há uma consolidação extensa. É causada pela consolidação do tecido pulmonar perto do brônquio cheio de ar, que aparece como um tubo preto entre as sombras de consolidação. O conhecimento da anatomia do lóbulo ajuda a limitar a consolidação a uma área, como se faz com a atelectasia. A forma como se trata o doente é importante, e também se podem encontrar pistas sobre a causa:
- A aspiração envolve especialmente o lobo inferior direito porque, quando o doente está de pé, o brônquio do lobo inferior e principal direito é a posição mais direita.

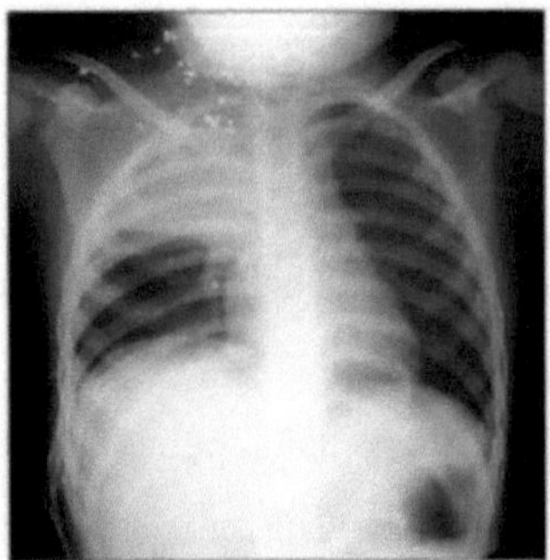

Figura 13. Consolidação traumática do lobo superior direito. Brancura anormal presente no lobo superior direito. O intervalo horizontal está na posição normal, pelo que o volume não se perde. Prestar atenção aos estilhaços (balas) nos tecidos moles

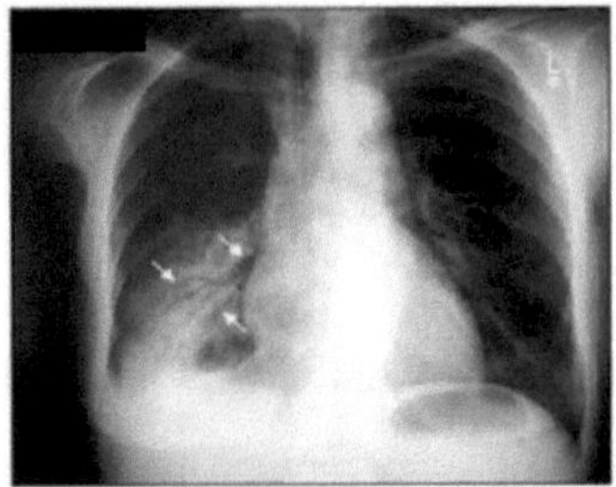

Figura 14. Consolidação do lobo inferior direito. Brancura anormal no lobo inferior direito e na região média fracamente definida (fofa). Uma transparência tridimensional é um grama de ar de Bronco (seta). O bordo do coração direito é visível

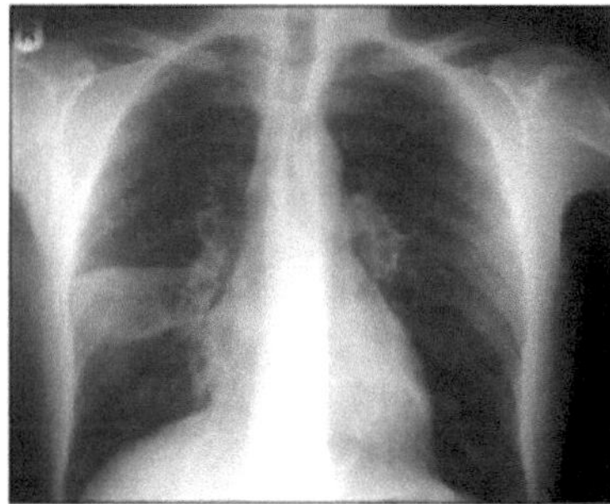

Figura 15. Consolidação do lobo médio. Aumento da brancura fofa com baixa resolução perto do intervalo horizontal. O volume não é perdido

- Aspiração especialmente observada nos segmentos apicais dos lobos inferiores quando o doente está em posição supina, uma vez que estes brônquios se dirigem para trás e, por conseguinte, são mais dependentes do facto de o doente estar deitado.
- A contusão pulmonar ocorre no contexto de um traumatismo, pelo que podem estar presentes hematomas na pele e podem observar-se fracturas das costelas no RXC
- No edema pulmonar alveolar, a consolidação localiza-se na zona média à volta dos haulms.

Nas crianças, a consolidação infecciosa tem frequentemente uma forma circular. A isto chama-se pneumonia circular.

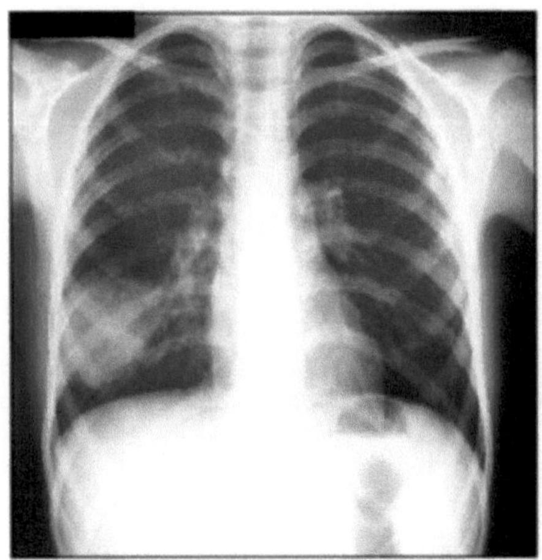

Figura 16. Pneumonia circular. A área circular de manchas brancas na zona inferior direita é um sinal de consolidação

Capítulo 2: A radiografia do tórax é um meio de diagnóstico precoce de várias doenças

Se sofrer lesões e dores nesta zona devido a uma pancada no peito em acidentes, competições desportivas ou agressões físicas, o médico irá certamente prescrever-lhe uma radiografia ao tórax. No entanto, estas não são as únicas utilizações! É possível diagnosticar alguns problemas do coração, dos pulmões, do cancro, da coluna e das costelas através desta radiografia do tórax.

Radiologia do tórax um tiro e vários sinais

A radiologia do tórax ou RXT (radiografia do tórax) é um dos métodos de diagnóstico mais antigos e mais comuns. Para além de não ser invasivo, ser económico e de fácil acesso, este método pode fornecer ao pessoal médico informações úteis sobre o estado clínico do doente. Nesta imagiologia, através de raios X, as imagens do coração, pulmões, vasos sanguíneos, vias respiratórias, coluna vertebral e costelas são feitas digitalmente numa película radiológica ou num computador. Nestas imagens, são também revelados os fluidos dentro ou à volta dos pulmões e o ar à volta dos pulmões.

Quais são as utilizações da radiologia torácica?

A radiologia do tórax é utilizada para diagnosticar várias doenças e para verificar a eficácia do tratamento. Entre as utilizações da radiografia do tórax para os médicos, mencionam-se as seguintes:

- Investigação de doenças pulmonares, como pneumonia, enfisema, pneumotórax (ar à volta dos pulmões), derrame pleural (fluidos à volta dos pulmões);

- Diagnóstico de doenças cardíacas como a insuficiência cardíaca congestiva, tamponamento cardíaco, etc;
- Identificação de alguns cancros, como o do pulmão, da tiroide, do mediastino e..;
- Verificar a presença de objectos estranhos;
- Exame dos traumatismos torácicos e do estado dos ossos do tórax;
- Examinar a localização de cateteres invasivos, como o tubo traqueal, o tubo torácico e a linha CV;

Verificar o estado dos pulmões

O tamanho, a forma e a textura dos pulmões, bem como o espaço à sua volta, examinados em imagens de radiologia torácica. Quaisquer condições anómalas, como a presença de tumores e glândulas nos pulmões e alterações na forma e na quantidade de acumulação de líquido ou ar no espaço à volta dos pulmões, que indicam várias doenças, como tuberculose, pneumonia, etc., são detectadas com a ajuda destes gráficos.

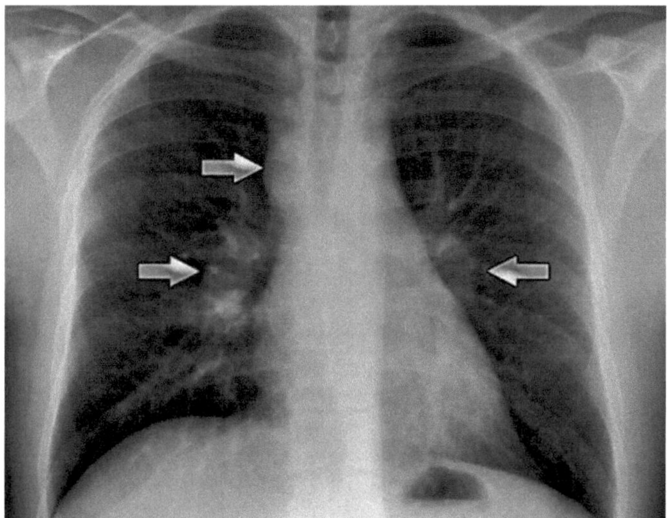

Figura 17. O assistente de radiologia: radiografia do tórax

Diagnóstico de problemas pulmonares causados por doenças cardíacas

A radiografia do tórax pode detetar alterações ou problemas nos pulmões causados por problemas cardíacos. Por exemplo, a presença de líquido nos pulmões (edema pulmonar) pode ser o resultado de uma insuficiência cardíaca congestiva.

Exame do tamanho do coração e das doenças dos grandes vasos do coração

O aumento do coração causado por lesões cardíacas, problemas nas válvulas cardíacas ou acumulação de líquidos à sua volta pode ser observado com a radiografia do tórax e podem ser detectados e detectados problemas nos vasos sanguíneos, como o aumento da aorta ou a arteriosclerose. Alterações no tamanho e na forma do coração podem indicar insuficiência cardíaca, líquido à volta do coração (derrame pericárdico) ou problemas nas válvulas cardíacas.

O exame do tamanho do coração e das doenças da costela **grande** e as fracturas da coluna vertebral ou outros problemas ósseos podem ser vistos através da radiografia do tórax. Além disso, ao efetuar uma radiografia ao tórax, podem ser encontrados depósitos de cálcio no coração, nos vasos sanguíneos e nos pulmões.

Alterações pós-operatórias

A radiologia torácica é muito útil para verificar o estado de recuperação do doente após uma cirurgia torácica, como uma cirurgia ao coração, pulmão ou esófago. Utilizando estas imagens, o médico pode ver e examinar as linhas ou tubos que colocou durante a cirurgia para verificar se existem fugas de ar ou áreas de acumulação de fluidos ou ar.

Pacemaker, desfibrilhador ou cateter

Um pacemaker e um desfibrilhador têm um fio ligado ao coração para garantir que o coração está a bater normalmente, e um cateter é um tubo muito pequeno utilizado para administrar medicamentos ou para fazer diálise. A radiologia do tórax é normalmente efectuada após a colocação de dispositivos médicos para garantir a sua colocação correta.

A radiografia pulmonar é eficaz para diagnosticar o corona?

Tendo em conta a epidemia do vírus Covid-19 que assola todos os

países atualmente, talvez queira saber se é possível descobrir a presença da doença do coronavírus através da realização de radiografias aos pulmões. Em resposta a esta pergunta, remetemos para o relatório do repórter de saúde e tratamento do grupo científico médico do Clube de Jovens Jornalistas:
De acordo com os investigadores da Universidade de Ciências Médicas Shahid Beheshti, nos relatórios iniciais da Coreia do Sul, os investigadores descobriram que a radiografia não conseguia mostrar até dois terços dos nódulos pulmonares relacionados com a Covid-19 que foram posteriormente mostrados por TAC (Yoon SH et al. Krean J of Radiology. Apr/2020 vol2, n4), embora a radiografia tenha sido muito mais útil para as epidemias de SARS e MERS. Os doentes com achados radiográficos iniciais anormais eram cerca de 78% na SRA e cerca de 82% na MERS, mas cerca de 33% na Covid-19. No mesmo estudo da Coreia do Sul, 33% dos casos de Covid-19 (que foram posteriormente confirmados por testes) apresentaram anomalias parenquimatosas nas radiografias.

Por conseguinte, embora a radiografia não tenha o poder de diagnóstico da TC para diagnosticar a doença do coronavírus, pode ainda assim ser valiosa na gestão da pandemia devido ao seu custo mais baixo e à facilidade de acesso.

Como se preparar para a radiologia torácica?

Para efetuar uma radiografia ao tórax, é necessário retirar toda ou parte da roupa da parte superior do corpo. É proibido transportar objectos metálicos, como jóias, relógios, óculos, etc., durante a radiografia, pois isso criará sombras adicionais e resultará numa má interpretação da imagem radiográfica. Se estiver grávida, não se esqueça de informar o seu médico sobre este assunto, para que ele possa ter em conta a saúde do feto quando prescrever a radiografia. Embora a quantidade de dose de raios X utilizada neste método de diagnóstico seja pequena e segura, a imagiologia de algumas áreas menos necessárias é omitida ou é necessário utilizar uma cobertura protetora de chumbo no abdómen. A radiografia do tórax é indolor, sendo apenas necessário que o doente se coloque em diferentes posições em frente à máquina, para que os raios X atravessem o seu corpo. Em alguns casos especiais ou para examinar determinadas zonas, é possível tirar fotografias sentado ou deitado. É-lhe pedido que sustenha a respiração durante alguns segundos enquanto tira a fotografia para obter uma imagem de melhor qualidade.

A interpretação destas imagens é uma tarefa especializada que é da responsabilidade do seu radiologista e médico, e é melhor não procurar a interpretação da sua imagem radiológica através da informação disponível na Internet. No entanto, é interessante saber porque é que alguns órgãos são brancos e outros são pretos nestas imagens. As tonalidades de preto e branco neste gráfico dependem da quantidade de radiação absorvida por cada órgão com base na sua composição. As áreas ósseas absorvem mais raios X e aparecem brancas no filme. Os órgãos ocos que contêm ar, como os pulmões, aparecem normalmente escuros. As sombras nas imagens de raios X são causadas pela quantidade de raios X que são absorvidos pelos vários tecidos. A capacidade de absorção de radiação dos tecidos depende da densidade do tecido. Em geral, existem 4 densidades de tecido (ar-água-gorduraosso ou metal):

Densidade do ar: Os tecidos que contêm gás têm baixa densidade e fazem com que mais radiação atinja o filme, pelo que a sua tonalidade é mais negra do que noutros locais. Como a imagem dos pulmões e das vias respiratórias.

Densidade da água: Órgãos como o coração, a aorta, os vasos sanguíneos e o diafragma têm densidade de água e vêem-se a cinzento claro.

Densidade da gordura: Os músculos e a gordura à sua volta, que têm densidade de gordura, são de cor cinzenta a branca e são difíceis de ver. Como a imagem dos seios.

Densidade óssea ou metálica: A densidade mais elevada está relacionada com as partes do osso que absorvem mais radiação. Estes membros vêem-se a branco.

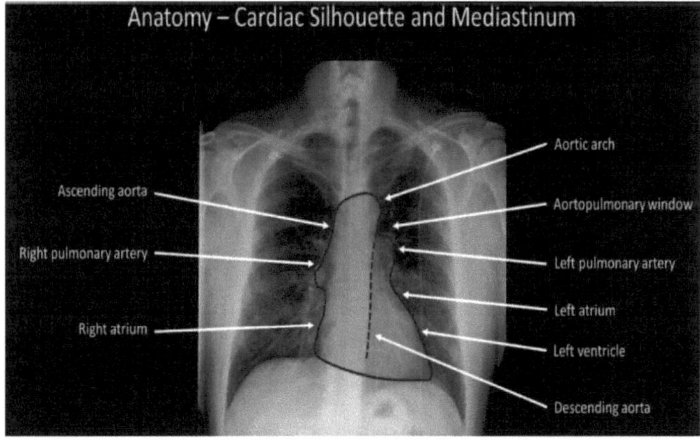

Figura 18. Radiografia de tórax para estudantes: Como interpretar e apresentar metodicamente.

Coisas que se detectam numa radiografia do tórax.

Embora esta radiografia seja muito prática e útil no diagnóstico das doenças mencionadas e esteja entre os primeiros testes clínicos, também tem limitações. Algumas pequenas massas cancerosas podem não ser detectáveis nestas imagens. Coágulos sanguíneos nos pulmões ou embolia pulmonar podem ser vistos nesta imagem. No entanto, estas limitações não diminuem o valor diagnóstico deste método e não impedem a utilização da radiologia torácica no diagnóstico precoce de muitos problemas internos do organismo.

Tirar fotografias do peito

Como é feita a fotografia do pulmão? Para responder a esta pergunta, é melhor saber que esta imagiologia é feita através de imagens do tórax. Os raios X são utilizados para visualizar os órgãos internos do tórax.

Com a ajuda desta imagiologia, é possível verificar o estado de saúde de órgãos como o coração, os pulmões, as vias respiratórias, os vasos sanguíneos e os ossos da parede torácica e da coluna vertebral. Este método de imagiologia é um dos métodos mais antigos para examinar as anomalias dos órgãos internos.

Conselhos antes da imagiologia

Em resposta à pergunta, como é a imagem do pulmão? Deve saber que, antes de efetuar esta imagiologia, não deve trazer consigo quaisquer acessórios metálicos, tais como fitas para a cabeça, brincos, óculos, etc. Além disso, informe o seu médico sobre a possibilidade de gravidez ou outras doenças antes de tirar fotografias. Em caso de gravidez, a realização de uma fotografia é adiada com o diagnóstico do médico.

Efeito radiológico das complicações pulmonares e cardiovasculares da doença de Covid-19

A doença Covid-19, causada pela infeção com o novo vírus SARS, tornou-se rapidamente uma pandemia e continua a causar muitas mortes, apesar de muitos esforços. O pulmão é o principal órgão envolvido na infeção por Covid-19. A razão para a elevada prevalência de envolvimento pulmonar nos doentes é a presença de grandes quantidades de enzima conversora da angiotensina 2 (ACE2) no parênquima pulmonar, especialmente nos pneumócitos dos alvéolos, o que facilita a entrada do vírus. No entanto, o vírus corona tem a capacidade de causar complicações em qualquer sistema do corpo. Embora o teste laboratorial de reação em cadeia da polimerase com transcrição reversa (RT-PCR) seja utilizado como padrão de ouro para o diagnóstico da doença, são utilizados vários métodos de imagem, como a radiografia do tórax, a TAC e a ecografia, para o diagnóstico inicial, especialmente em casos de PCR falso negativo, bem como para o acompanhamento do processo de tratamento e para detetar possíveis complicações. Muitos dos achados radiológicos da Covid-19 são inespecíficos e podem também ser observados numa vasta gama de outras doenças pulmonares, mas a presença de um aspeto radiológico significativo, especialmente em conjunto com achados clínicos ou uma história positiva de contacto com uma pessoa infetada, sugere fortemente uma infeção viral.

Os achados radiológicos mais comuns relatados na infeção pulmonar por corona incluem lesões (Ground Glass Opacity; GGO) com ou sem consolidação pulmonar, envolvendo preferencialmente as áreas sub pleurais e a base dos pulmões. Outros achados radiológicos significativos incluem sinal de pavimentação em mosaico, halo e infiltrados reticulares. Embora em muitos doentes com a recuperação completa dos achados pulmonares seja visível, existem complicações devidas à Covid-19 noutro grupo de doentes, mesmo após a recuperação clínica.

O novo vírus corona tem a capacidade de causar complicações em qualquer sistema do corpo. As complicações respiratórias são uma das manifestações mais conhecidas e podem afetar a evolução da doença e o prognóstico do doente. O envolvimento do sistema cardiovascular também foi relatado em vários estudos e pode manifestar-se como arritmia, pericardite, miocardite aguda, cardiomiopatia, embolia vascular e até choque.

Infecções pulmonares secundárias

As infecções secundárias que se seguem a infecções pulmonares virais são complicações importantes conhecidas, causadas pela facilitação da colonização e proliferação de bactérias no trato respiratório. Por conseguinte, também foram relatadas infecções secundárias após a Covid-19. Em estudos sobre doentes com Covid-19 hospitalizados em UCI, foram registadas infecções bacterianas secundárias, principalmente por Staphylococcus aureus e Acinetobacter baumannii, em 100% dos doentes. Para além das infecções bacterianas secundárias, as infecções fúngicas, como as diferentes espécies de Aspergillus, especialmente o Aspergillus fumigatus, também podem afetar o curso da doença.

Foram registados resultados de um aumento da prevalência de aspergilose pulmonar em doentes com Covid-19. A fisiopatologia de tais achados ainda não está clara. As alterações do sistema imunitário na sequência da SDRA ou a utilização de medicamentos imunossupressores e anti-inflamatórios, como os corticosteróides, utilizados no tratamento de alguns doentes, em especial pessoas com doença grave ou SDRA, podem ser consideradas como um fator de risco de infeção fúngica secundária. A idade avançada, a linfopenia, as doenças respiratórias crónicas concomitantes e a tempestade de citocinas são outras causas possíveis.

Colapso pulmonar

A presença de secreções mucoides gelatinosas, especialmente nas áreas do pulmão que sofreram consolidação, pode levar à obstrução brônquica e, finalmente, ao colapso do parênquima pulmonar. O exame do padrão de realce após a injeção de contraste é útil para diferenciar as áreas de pneumonia do colapso causado pela obstrução das vias aéreas. Em 10-20% dos doentes, foram também registadas alterações nas paredes dos bronquíolos sob a forma de um aumento da espessura das paredes.

Síndrome de dificuldade respiratória aguda (SDRA)

A SDRA é uma das complicações importantes e comuns da Covid-19 e ocorre em 20-40% dos doentes com sintomas respiratórios graves, especialmente nos dias 6-8 após a infeção. Embora a SDRA seja frequentemente um diagnóstico clínico, os métodos radiológicos são também essenciais para o diagnóstico e o tratamento. Na fase aguda da

SDRA, os achados apresentam-se sob a forma de opacidades alveolares bilaterais e, à medida que as manifestações clínicas se agravam, as consolidações pulmonares tornam-se mais graves. Nas fases tardias, observam-se também alterações fibróticas e desordem da estrutura do parênquima pulmonar, sombras reticulares e bronquiectasias traccionais. De facto, a apresentação caraterística da SDRA inclui infiltrados pulmonares bilaterais sem anomalias cardíacas ou alterações da pressão hidrostática.

Cavidade

Apesar de as manifestações pulmonares na forma de lesões cavitárias não estarem entre os achados radiológicos da Covid-19, e mesmo com base nos critérios da Sociedade Americana de Radiologia (RSNA), na presença de lesões cavitárias, outros diagnósticos diferenciais são mais prováveis do que a Covid-19. Há relatos de casos sobre cavitação no contexto da Covid-19. O mecanismo exato de criação de tais lesões ainda não é conhecido, mas estudos histopatológicos introduziram a existência de focos de hemorragia e necrose no tecido pulmonar como possíveis factores causadores de cavitação. A obstrução dos pequenos bronquíolos terminais por muco e a expansão excessiva dos alvéolos distais ao local da obstrução são também outros mecanismos possíveis. Em muitos casos, observou-se uma melhoria gradual destas lesões nos exames de seguimento.

Pneumotórax e pneumomediastino

Devido à presença de alterações patológicas, incluindo a acumulação de exsudado no espaço alveolar, a presença de inflamação nos septos interalveolares e no espaço intersticial, e a SDRA secundária a danos alveolares difusos e tempestade de citocinas, os doentes com Covid-19 são propensos a desenvolver pneumotórax e pneumomediastino. Estas complicações são mais comuns, especialmente em pessoas com uma doença subjacente, como a DPOC, ou naquelas que são tratadas com um dispositivo de respiração artificial, o que provoca uma diminuição da capacidade do pulmão afetado e uma suscetibilidade a lesões traumáticas por pressão. (Trauma de Baro) causado pela respiração artificial. O diagnóstico atempado e o tratamento adequado destas complicações desempenham um papel significativo na redução da morbilidade e da mortalidade.

Complicações cardiovasculares

A gravidade do envolvimento cardiovascular após a Covid-19 inclui um vasto espetro e varia desde o envolvimento subclínico do miocárdio até achados clínicos óbvios. Os achados cardíacos observados devido à Covid-19 podem ser primários ou secundários, ou causados pelo agravamento das manifestações de doenças cardiovasculares. Foram registados casos de arritmia, cardiomiopatia, miocardite aguda e choque. As lesões do miocárdio ocorrem em 20-30% dos pacientes hospitalizados, e essas complicações são mais comuns em pessoas com doenças cardíacas (55%).

A miocardite grave foi registada em 7% dos doentes, levando frequentemente à morte. São vários os mecanismos envolvidos na lesão do miocárdio. Uma infeção viral grave pode aumentar a probabilidade de rutura das placas ateroscleróticas nas artérias coronárias e, assim, provocar um ataque cardíaco.

Além disso, a hipóxia e a vasoconstrição, que ocorrem em casos de infeção grave e severa, podem levar a uma diminuição do fornecimento de oxigénio aos tecidos, seguida de isquemia do miocárdio, especialmente em pessoas com alterações da aterosclerose. Diferentes métodos de imagem desempenham um papel no diagnóstico precoce de possíveis complicações cardíacas. Embora os sintomas de insuficiência cardíaca, sob a forma de aumento do coração e opacidades alveolares bilaterais típicas e derrame pleural, possam ser bem reconhecidos na TAC simples do tórax, as lesões do miocárdio são melhor reconhecidas na RM.

Devido à prevalência relativamente elevada de complicações cardíacas secundárias à Covid-19, especialmente quando se verificam sintomas clínicos como o aumento dos níveis de troponina, recomenda-se a utilização de técnicas especiais de imagiologia cardíaca por ressonância magnética. A cardiomiopatia é também uma complicação comum da infeção pelo coronavírus e é causada por miocardite ou inflamação sistémica grave. Num estudo realizado em doentes com infeção grave, foram observados resultados positivos de cardiomiopatia em 33% dos doentes. A radiografia do tórax revela cardiomegalia, cefalização, derrame pleural e linhas encaracoladas.

Na tomografia computorizada ou na ressonância magnética do coração, observam-se a dilatação dos ventrículos, a redução da fração de ejeção e os sinais radiológicos da miocardite acima referida. O tamponamento foi raramente registado na sequência de miocardite devida à Covid-19. A presença de derrame pericárdico é bem visível na tomografia computorizada dos doentes. Além disso, as alterações pericárdicas podem ser observadas sob a forma de aumento da espessura em casos de pericardite.

Complicações vasculares

Há cada vez mais provas de que as perturbações da coagulação associadas à Covid-19 predispõem os doentes para o tromboembolismo venoso e arterial. Embora a patogénese completa e exacta deste fenómeno ainda não seja conhecida, as complicações trombóticas estão entre as causas de mau prognóstico e estão associadas a uma elevada mortalidade. A embolia venosa pulmonar é comum em pessoas com doenças graves. Este risco é especialmente elevado quando a doença é causada pelo vírus corona.

As alterações moleculares causadas pela Covid-19 são semelhantes às alterações observadas em doentes vasculares pulmonares e podem levar à disfunção endotelial vascular, aumentar o risco de coagulação no pulmão e causar microtrombose e problemas na hemodinâmica pulmonar. Por outro lado, a embolia pulmonar secundária é outra complicação vascular bem conhecida devido ao aumento do risco de coagulação e à possibilidade de formação de coágulos nas veias periféricas.

A embolia venosa pulmonar foi relatada em muitos estudos no contexto da Covid-19, que é principalmente secundária ao aumento da trombose nas veias periféricas. Em vários estudos, a presença de trombose venosa foi registada em 25-49% dos doentes. A angiografia pulmonar por TC é um método de diagnóstico adequado para investigar a possível presença de embolia pulmonar, especialmente em doentes com exacerbação súbita dos sintomas respiratórios ou marcador D-dímero positivo. Os casos mais comuns de trombose ocorrem nos ramos segmentares e lobares do pulmão, sendo a presença de trombose nos vasos centrais do pulmão menos relatada.

Na tomografia computorizada dos pulmões de 51 doentes com infeção grave por Covid-19, observou-se uma elevada prevalência de trombose da artéria pulmonar e de áreas em forma de cunha devido à redução do fornecimento de sangue aos tecidos. Apesar de, em alguns doentes, estas áreas com diminuição do fornecimento de sangue se deverem a tromboses óbvias nos vasos proximais, em cerca de metade dos doentes não foi identificada qualquer trombose clara na TAC, o que pode confirmar a presença de microtrombos que não podem ser detectados por métodos de imagem convencionais.

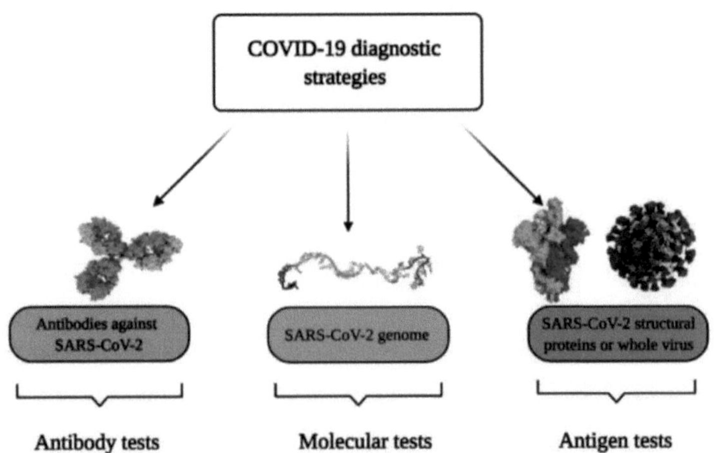

Figura 19. Sensores de afinidade para o diagnóstico da COVID-19

Métodos de diagnóstico do coronavírus

RT-PCR: O teste definitivo para identificar o novo coronavírus (SARS-CoV-2), abreviado como RT-PCR ou teste de reação em cadeia da polimerase com transcrição reversa. Acredita-se que este teste seja altamente específico e, de acordo com meta-análises, a sua sensibilidade é de 89%. Por conseguinte, existe a possibilidade de falsos negativos. Neste teste, uma amostra é retirada da garganta ou da cavidade nasal com a ajuda de uma zaragatoa e, em seguida, com a ajuda de um kit de laboratório e de uma máquina de RT-PCR, são detectados os ácidos nucleicos do vírus corona.

Testes serológicos: Os testes serológicos podem desempenhar um papel importante no diagnóstico, especialmente quando o teste RT-PCR é negativo em pessoas suspeitas de terem Covid-19. Ainda assim, o seu papel na deteção de anticorpos no soro do indivíduo para investigar casos actuais e anteriores de Covid-19 é controverso.

Os elementos que se encontram na amostra de sangue de uma pessoa suspeita de corona são os seguintes

- Linfopenia (diminuição do número de linfócitos no sangue);
- Trombocitose (aumento do número de plaquetas no sangue);
- Aumento do tempo de protrombina (TP);
- Aumento da desidrogenase láctica.

Outras anomalias frequentemente identificadas incluem

- Ligeiro aumento dos marcadores inflamatórios (CRP e ESR);
- D-dímero elevado;
- Aumento ligeiro da amilase sérica;
- Aumento da alanina aminotransferase (ALT) e da aspartato aminotransferase (AST);
- Ligeiro aumento da bilirrubina;

- No entanto, os níveis de fosfatase alcalina (ALP) e gama glutamil transferase (GGT) são normalmente normais.

Imagiologia pulmonar

Imagiologia do pulmão sob a forma de radiografia e tomografia computorizada utilizada como instrumento de diagnóstico/rastreio auxiliar para a Covid-19.

Nas doenças respiratórias como a Covid-19, os pulmões são o principal órgão afetado, e uma das formas de diagnosticar a extensão da lesão é a imagiologia pulmonar. A imagiologia pulmonar pode ser realizada de várias formas, como a radiografia, a TAC, a broncoscopia, a tomografia por emissão de positrões ou PET e a ressonância magnética ou MRI. A seguir, são referidos os pormenores dos dois métodos de radiografia e de tomografia computorizada do pulmão, atualmente utilizados para diagnosticar e determinar o estado dos doentes com Covid-19.

Tomografia computorizada do pulmão

Os raios X também são utilizados no método de imagiologia por tomografia computorizada, mas com a adição da tecnologia informática, obtêm-se imagens exactas do pulmão. Atualmente, com o advento da tomografia computorizada de alta resolução (HRCT), a precisão das imagens aumentou consideravelmente.

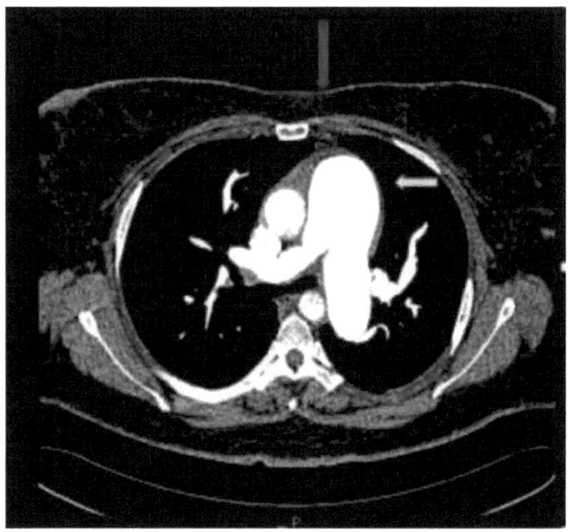

Figura 20. Exame de tomografia computadorizada para Hipertensão Arterial Pulmonar

Radiografia pulmonar

A radiografia pulmonar ou radiologia pulmonar é um tipo de método de imagiologia em que os raios X utilizados no tórax produzem imagens dos pulmões e da sua envolvente. Este procedimento pode revelar anomalias, como gânglios linfáticos inflamados (ou aumentados) ou a presença de um granuloma. É também designado por imagiologia por raios X.

Radiologia para diagnosticar o coronavírus

A realização de radiologia pulmonar é muito importante no diagnóstico das lesões pulmonares causadas pelo coronavírus 2019 e na avaliação do seu tamanho, densidade e evolução. A radiografia pulmonar é cómoda e rápida, e a sua necessidade foi comprovada no diagnóstico de outras doenças causadas pelo vírus corona, como a síndrome

respiratória aguda (SARS) e a síndrome respiratória do Médio Oriente (MERS). No entanto, a sua sensibilidade e especificidade são relativamente baixas para os doentes de tipo ligeiro.
Por este motivo, não é recomendada para o processo de diagnóstico de doentes na fase inicial da doença de Covid-19. No entanto, uma tomografia computorizada do pulmão pode mostrar quase todas as anomalias, incluindo lesões exsudativas precoces. A tomografia computadorizada é atualmente a ferramenta de imagem mais valiosa para o diagnóstico clínico de pacientes na fase inicial da Covid-19; especialmente na parte inicial da pandemia, quando não havia kits de teste PCR suficientes. A presença de numerosas sombras pequenas e salpicadas e de alterações intersticiais na região inferior dos pulmões são caraterísticas comuns nas imagens de radiologia pulmonar da maioria dos doentes com Covid-19. À medida que a doença progride, estas sombras podem aparecer como uma distribuição irregular. Nas formas graves de Covid-19, a irritação multifocal ou difusa em ambos os pulmões é designada por "pulmão branco".

Radiologia ao domicílio para doentes do corona

Considerando a necessidade de reduzir a admissão de pacientes suspeitos de terem Covid-19 nos hospitais, a utilização de equipamentos de radiografia móveis pode ser um método seguro. Por esta razão, atualmente, um radiologista é enviado para as casas de pessoas suspeitas e em quarentena (para verificar o estágio da doença) para a realização de imagens de raios-X e exames laboratoriais. A aplicação desta abordagem , para além de proporcionar a possibilidade de transferir os cuidados de saúde para o domicílio do doente, reduz o risco de pessoas infectadas e portadoras que se deslocam aos consultórios médicos ou aos serviços de urgência médica; reduz o stress para as outras pessoas e para o pessoal médico e mantém relações fortes com os serviços de radiologia.

Radiologia; Imagiologia corporal

A radiologia é a ciência dos diferentes métodos de imagiologia do corpo humano, utilizados na ciência médica para diagnosticar doenças mais rapidamente e com maior precisão.

A radiologia é utilizada para quatro fins

1- Radiologia de diagnóstico: Durante esta fase, utilizando equipamento médico, determina-se se uma pessoa tem ou não uma doença.

2- Radiologia de intervenção: Este método ajuda o médico a utilizar uma forma melhor e mais segura de tratar a doença.

3- Radiologia terapêutica: A radiologia utilizada para fins terapêuticos, por exemplo, visa e destrói as células cancerosas. A este método chama-se radioterapia.

4- Radiologia nuclear: Inclui a terapia medicamentosa durante a qual materiais radioactivos entram no corpo do doente sob a forma de medicamentos. Estes materiais permitem ao médico ver uma imagem clara do funcionamento do órgão.

Vantagens da radiologia

- A radiologia permite que o médico entre no corpo do doente e obtenha informações com o mínimo de complicações. Antes da invenção da radiologia, este trabalho era efectuado apenas através da abertura do corpo com métodos cirúrgicos, e muitos doentes enfrentavam muito sofrimento e dificuldades desta forma.

- Acelerar o diagnóstico de doenças entre si: Ao tirar apenas algumas fotografias radiológicas, o médico pode fazer um diagnóstico correto da doença na pessoa e iniciar o tratamento imediatamente.
- A radiologia, que envolve radiações, é perigosa para as mulheres grávidas e pode provocar anomalias fetais. Por conseguinte, todas as mulheres devem certificar-se de que não estão grávidas antes da radiologia.
- Gastar o mínimo de tempo para diagnosticar doenças: O médico decide, num curto espaço de tempo e de acordo com as imagens radiológicas e outros exames do doente, se este precisa de ser operado ou não. O facto de gastar este pouco tempo é totalmente benéfico para o doente.

- Aumento da precisão: O fornecimento de uma imagem precisa de vários pontos do corpo fornece ao médico muitas informações sobre a função dos órgãos do corpo e aumenta o seu poder de decisão para tratar melhor a doença.
- Uma das vantagens mais importantes da radiologia é o diagnóstico e o tratamento das duas principais causas de morte no mundo, nomeadamente as doenças cardíacas e os vários tipos de cancro.

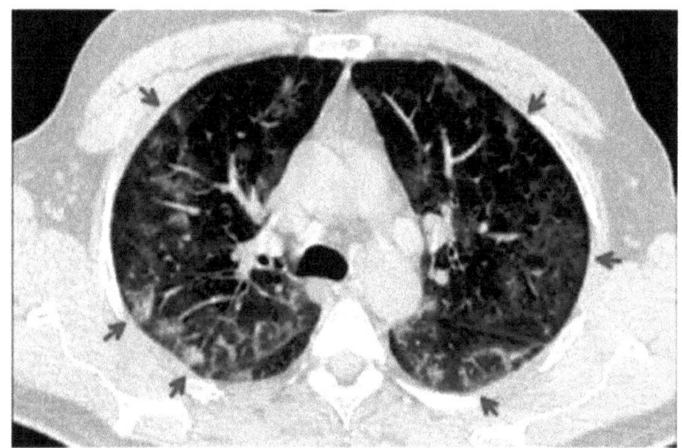

Figura 21. Aplicação clínica da Tomografia Computorizada (TC) do tórax na deteção e caraterização

Tipos de radiologia

1- **Radiografia:** Durante este tipo de radiografia, os raios X são irradiados para uma parte do corpo e a radiografia determina os seus ossos e tecidos moles. Os raios X passam através dos tecidos gordos, mas passam quando encontram tecidos mais densos como os ossos e os tumores. Este tipo de imagiologia é normalmente utilizado para diagnosticar complicações cardíacas e pulmonares.

2- **Fluoroscopia:** O doente é injetado com uma substância radioactiva ou tem de engolir a substância radioactiva e diferentes partes do seu corpo são apresentadas no ecrã do monitor. Este tipo de exame é normalmente utilizado para avaliar o funcionamento dos intestinos, do coração, dos vasos sanguíneos e do trato urinário. Material radioativo utilizado para detetar massas anormais nos tecidos do corpo.

3- **Tomografia computorizada:** A utilização de raios X para criar uma imagem tridimensional é outro tipo de aplicação de radiologia. É normalmente utilizada em situações de emergência, como coágulos sanguíneos, rutura do apêndice ou hemorragia interna. Com base nas imagens obtidas através da TAC, o médico chega a um diagnóstico mais preciso e rápido.

4- Ultra-sons: Através da utilização de ondas sonoras, obtêm-se imagens dos tecidos do corpo. Este método é normalmente utilizado para verificar a saúde do feto em mães grávidas, uma vez que está provado que os raios X têm efeitos adversos na saúde do feto. Também é utilizado para determinar o sexo do feto e identificar eventuais perturbações do desenvolvimento. Naturalmente, a ecografia também é utilizada para examinar outros órgãos, como o útero, a próstata, a mama, etc.

5- MRI: Campo magnético utilizado para alterar as ondas de rádio de modo a criar imagens das estruturas internas do corpo. A RM é normalmente utilizada para visualizar o corpo a diferentes níveis (de cima para baixo, da frente para trás, etc.). A RM fornece ao médico as melhores imagens dos tecidos moles e é normalmente utilizada para diagnosticar doenças dos músculos e do sistema nervoso.

6- Medicina nuclear: Uma substância radioactiva injectada no doente para diagnosticar qualquer doença relacionada com diferentes órgãos do corpo. A medicina nuclear também é utilizada para determinar os estádios do cancro, a função cardíaca e o fluxo sanguíneo.

Riscos da radiologia

Em geral, a imagiologia radiológica não é totalmente segura e, devido à utilização de raios, existem riscos para o doente. Um desses riscos é o cancro. Em geral, os benefícios da radiologia superam os seus riscos.

Radiologia do tórax

Talvez tenha sofrido um acidente ou tenha acontecido algo que exija a obtenção de uma imagem da zona do tórax. A radiologia do tórax é, de facto, um método geral de diagnóstico de muitas doenças e é muito eficaz para o diagnóstico. Por vezes, é mesmo necessário recorrer novamente a esta técnica após vários períodos para determinar a evolução do tratamento ou o agravamento do problema.

Determinar o estado dos pulmões através de uma radiografia do tórax: Esta radiografia mostra efetivamente todas as doenças que afectam os pulmões ou problemas como o cancro, a fratura, etc. Este método de imagem é muito preciso e é utilizado para diagnosticar doenças pulmonares.

Doenças pulmonares e cardíacas: Por vezes, o aspeto do coração sofre alterações que indicam de facto uma insuficiência cardíaca ou um problema na válvula cardíaca, o pericárdio.

Vasos sanguíneos: Como sabe, as artérias principais e a aorta são maiores do que os outros vasos e têm um diâmetro maior, o que, com a utilização desta radiografia, permite identificar todos os problemas dos vasos sanguíneos e revelar doenças cardíacas congénitas.

Deposição de cálcio: A presença de cálcio nos vasos sanguíneos é determinada por radiografia do tórax. A deposição de cálcio nos vasos sanguíneos, se não for acompanhada, pode provocar lesões graves no músculo cardíaco e nas artérias coronárias. Os depósitos de cálcio são frequentemente causados por infecções antigas que ainda não foram totalmente tratadas.

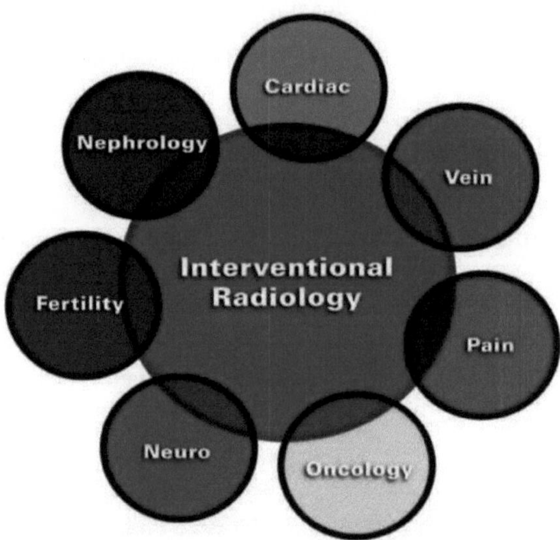

Figura 22. O que é a radiologia intervencionista e como ela funciona?

Riscos da radiografia torácica

Muitas pessoas que têm de se submeter a radiologia torácica estão preocupadas com o facto de poderem prejudicar o corpo devido à radiação de raios X, mas deve saber que a quantidade de radiação de raios X é muito baixa e não representa um risco para a saúde. É melhor aproveitar este método de imagiologia torácica para prestar atenção às inúmeras vantagens deste método e não nos preocuparmos em fazê-lo.

Outras limitações da radiologia torácica

A radiologia do tórax é um dos primeiros exames clínicos, mas sabe-se que tem algumas limitações. Por exemplo, é possível que um tumor canceroso muito pequeno não seja visível nas imagens obtidas nesta área. Nos pulmões, o coágulo de sangue no pulmão ou a embolia podem não ser identificados. Apesar destas limitações, não se reduziu o valor deste método de diagnóstico por imagem, mas utilizam-se outros métodos para diagnosticar outros casos e continua-se a utilizar a radiologia torácica para diagnosticar problemas internos do organismo.

Medidas necessárias antes da imagiologia torácica

Por ordem do pessoal médico, deve despir toda ou parte da roupa da parte superior do corpo e vestir a sua roupa, que é uma roupa simples, sem objectos metálicos. Se tiver objectos metálicos consigo, estes serão visíveis nas fotografias e causarão interferências. Se estiver grávida, deve informar definitivamente o seu médico sobre esta questão, porque os raios X devem ser feitos com prescrição médica para mulheres grávidas e podem ser prejudiciais para o feto. Os raios X, tal como muitos outros procedimentos médicos, não devem ser efectuados durante a gravidez.

Durante a radiografia

A natureza da radiologia torácica é que se entra na máquina. As imagens relevantes são mostradas ao médico através de um monitor. É provável que, entretanto, ele tenha de mudar o seu estado para outro modelo. Uma das coisas que tem de fazer durante a radiologia é colocar-se em frente à máquina e manter os braços levantados. Pedem-lhe que respire fundo para que as imagens sejam vistas com clareza. É claro que deve fazer isto em todas as fases. Para as pessoas que não conseguem estar de pé, esta radiologia faz-se deitada ou mesmo sentada.

Capítulo 3: Radiologia torácica pediátrica

Anatomia de Superfície do Tórax: É uma parte do tronco que se situa entre a raiz do pescoço e o abdómen, onde se localizam estruturas importantes como o coração e os pulmões. O tórax é formado na frente pelo esterno e pelas cartilagens costais, nos lados pelas costelas, e atrás pelas doze vértebras torácicas.

Este espaço tem um orifício de entrada e um orifício de saída, cuja entrada é formada pela primeira costela e a sua cartilagem nos lados, a pega do esterno à frente e a primeira vértebra torácica atrás, e tem uma inclinação para a frente. Esta abertura tem a forma de um rim, o seu diâmetro transversal é de 10 e o seu diâmetro anterior-posterior é de cinco centímetros. O osso esterno forma a saída da cavidade torácica na frente, nos lados pela margem da costela, formada pelas cartilagens da 7ª à 10ª costelas e da 11ª e 12ª costelas, e atrás pela décima segunda vértebra torácica. A abertura de saída está inclinada para trás.

O diafragma que separa as duas cavidades do tórax e do abdómen cobre esta abertura. O tórax tem a forma de um cone incompleto, com uma base e um vértice inclinados, e a sua parte estreita situa-se na parte superior, mas a cintura branquial cobre esta parte estreita e os músculos que lhe estão ligados.

Sinais ósseos do tórax

1- Entalhe supraesternal: Situa-se na raiz do pescoço, acima do manúbrio do esterno e entre as duas clavículas, e pode ser facilmente tocado. Esta incisão situa-se ao nível do bordo inferior da segunda vértebra dorsal.

2- Ângulo esternal: Se movermos o dedo para baixo a partir do corte acima do esterno durante 5 cm, deparamo-nos com este sinal, que tem a forma de uma crista transversal. Este sinal é muito importante em termos de anatomia de superfície. Porque:

- ✓ Determina a posição da articulação manúbrio-esternal.
- ✓ Situa-se ao nível do disco entre a quarta e a quinta vértebra torácica.
- ✓ É um sinal importante para encontrar a segunda cartilagem. Porque a segunda cartilagem costal está ligada ao esterno neste local. Por conseguinte, utilizando este ângulo, as costelas e os espaços entre as costelas são contados. Porque é difícil tocar a primeira e a segunda cartilagem e é o local onde a traqueia se bifurca.
- ✓ É o local onde o tronco da artéria pulmonar se divide.
- ✓ A intersecção das cortinas laterais na linha média situa-se ao nível deste ângulo.
- ✓ O local de passagem é uma superfície hipotética que divide o centro do tórax em duas partes, superior e inferior, e a extremidade da aorta ascendente.
- ✓ É o início e o fim do arco aórtico.
- ✓ O início da aorta descendente é torácico.
- ✓ O aqueduto torácico desvia-se da direita para a esquerda neste local.
- ✓ A veia ázigo nestes arcos de nível superior a raiz do pulmão direito e entra na veia cava superior (VCS) e está ao nível do quinto refrigerador.

O ligamento arterial, que se situa entre a artéria pulmonar esquerda e o arco aórtico, está localizado a este nível, e o nervo recorrente da laringe esquerda contorna o ligamento arterial a partir deste nível e sobe para cima. Além disso, a rede cardíaca superficial encontra-se a este nível.

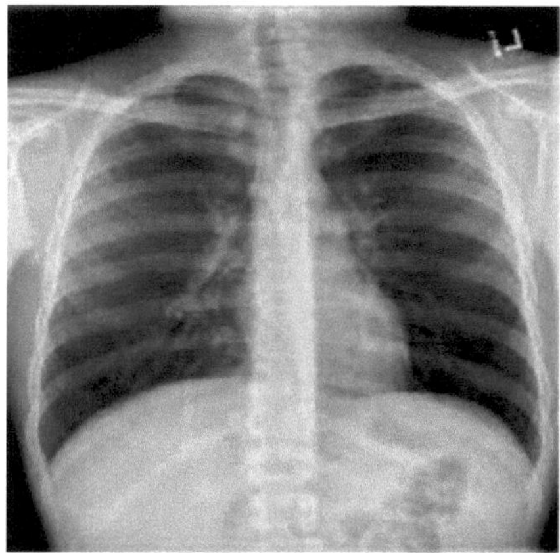

Figura 23. Lesões maciças torácicas pediátricas: Para além do comum

3- Articulação xifoide: Se puxarmos a mão para baixo a partir do ângulo do esterno, chegamos a um pequeno bordo transversal na parte superior do ângulo abaixo do esterno, 8-10 cm abaixo do ângulo superior. Esta articulação está situada em frente do bordo superior da décima vértebra torácica.

4- Processo xifoide: é geralmente cartilaginoso e situa-se na depressão do ângulo subesternal e na parte superior do abdómen. A linha branca do abdómen está ligada à parte superior deste apêndice. Esta protuberância pode ser tocada e deslocada entre as duas margens das costelas e pode ser dolorosa com um toque forte. Este sinal de nascença situa-se em frente da nona vértebra torácica.

5- Ângulo não-fraterno ou subcostal: Situa-se na intersecção dos rebordos costais direito e esquerdo. Nas pessoas gordas e horizontais, o ângulo é aberto, mas nas pessoas altas e magras, é fechado. Este ângulo torna-se maior durante a inspiração. Este ângulo é um bom sinal para determinar o local da reanimação pulmonar anterior.

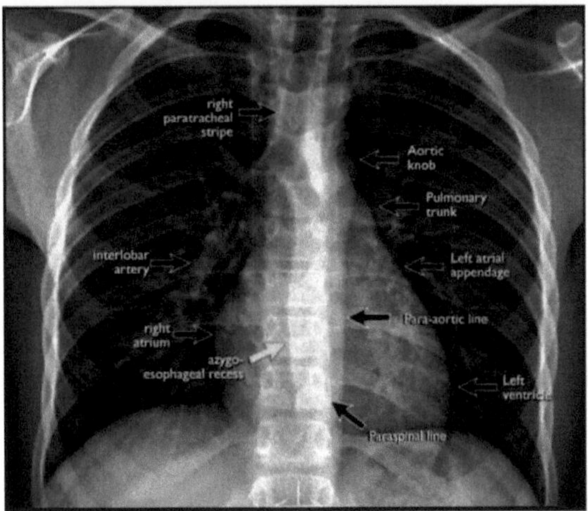

Figura 24. Raios X em pediatria

6- Ângulo costoxifóide: Localiza-se entre a cartilagem da sétima costela e o xifoide. Para aspirar o líquido para o interior da cavidade pericárdica, a agulha é introduzida a partir do ângulo esquerdo com um ângulo de 450.

7- Rebordo costal: Forma-se de cada lado a partir da ligação da 7ª à 10ª cartilagens costais e é facilmente palpável. A parte mais alta deste bordo está relacionada com a cartilagem da sétima costela e está ligada à junção da omoplata com o corpo do esterno, e a parte mais baixa está relacionada com a cartilagem da décima costela, que é também a parte mais baixa da caixa torácica e está ao nível da terceira vértebra lombar. Esta parte encontra-se a cerca de cinco centímetros do limite da costela com a crista ilíaca. Para a amostragem por punção esternal, após anestesia local, uma agulha especial é inserida na cavidade do esterno a partir da superfície frontal do corpo e a amostragem é efectuada.

Como é o exame dos órgãos genitais das crianças?

É muito importante examinar os órgãos genitais dos bebés do sexo feminino à nascença, a fim de detetar defeitos congénitos do sistema urinário e reprodutor. O exame dos recém-nascidos é feito de forma a que a mãe abra as articulações da anca da criança ou levante as pernas, para que o ginecologista possa efetuar o exame necessário.

Quais são os tipos de anomalias congénitas do sistema reprodutor feminino?

1- Problemas do trato urinário nas crianças: cerca de 10% das crianças com menos de 2 anos de idade sofrem de infecções do trato urinário. Por conseguinte, esta doença é uma das doenças mais comuns nas crianças, que, se não for tratada a tempo, pode levar a criança a sofrer de problemas renais.

2- Aderência dos pequenos lábios: É possível que, nos primeiros anos de vida do bebé, haja aderência dos pequenos lábios e o seu encerramento. Este problema é facilmente tratado com a utilização de um creme de estrogénio, sob a supervisão de um obstetra e de um médico de infertilidade, durante algumas semanas, mas como esta doença pode recorrer, deve prestar atenção à prevenção de futuras aderências.

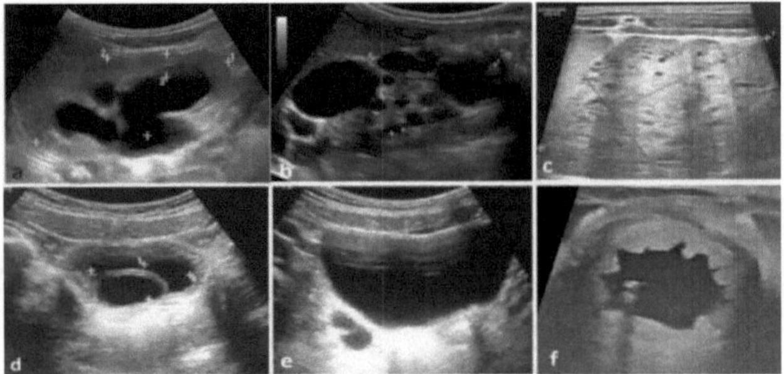

Figura 25. Imagiologia do trato urinário em crianças em diferentes cenários clínicos

Problemas do sistema reprodutor da mulher

1- Infeção vaginal e externa da vagina: A infeção vaginal e externa é um dos problemas reprodutivos mais comuns das crianças. Nesta doença, devido à proximidade da vagina com o ânus, as bactérias intestinais podem aumentar e causar uma infeção à volta da vagina ou na própria vagina. Por vezes, objectos estranhos nesta área, por exemplo, um pequeno pedaço de papel higiénico, tornam-se uma fonte de aumento do crescimento de bactérias.

Quais são os tipos de deformações uterinas, genitais e do trato urinário?

1- Anomalias uterinas: As anomalias uterinas são muito comuns e verificam-se em cerca de 710% das mulheres. As mais comuns ocorrem devido à ligação incompleta dos ductos müllerianos ou paramesonéfricos. A ausência completa desta ligação é rara e, se ocorrer, resulta em duas vaginas, dois cérvixes e dois úteros. Uma união mais extensa dos ductos müllerianos resulta em uma vagina, uma cérvix e dois úteros em forma de unicórnio que quase se fundiram. Outros distúrbios uterinos incluem o útero com paredes , o útero arqueado e o útero em forma de unicórnio.

Examinar os tipos de anomalias do sistema reprodutor das crianças

A) Anomalias vaginais: Os problemas vaginais têm uma relação direta com o útero. Alguns destes problemas são:

1- Atresia vaginal: A parte inferior da vagina tem tecido fibroso que é completamente diferente do útero.

2- Septo vaginal transverso: numa das fases do desenvolvimento fetal, a cavidade uterina no corpo da mãe, que deveria estar completamente vazia, não se esvazia e provoca a formação de paredes de diferentes tamanhos. Quanto maior for a parede, maior é o risco de aborto espontâneo.

Anomalias do hímen: O hímen é fechado ou congénito, ou surge de um bloqueio inflamatório após a colocação de um piercing, que pode aparecer inicialmente através do bloqueio do fluxo sanguíneo menstrual durante a puberdade.

Anomalias dos órgãos genitais externos: As anomalias dos órgãos genitais externos incluem os pequenos lábios, que podem ser unilaterais ou bilaterais, os grandes lábios e as perturbações do clítoris.

Ausência ou anomalia dos ovários: Esta doença causa a síndrome de Turner e uma vasta gama de anomalias cromossómicas que conduzem a ovários com estrias. O primeiro sintoma nestes bebés é o inchaço das mãos e dos pés, e muitos deles são baixos na adolescência.

O que é uma infeção do trato urinário?

Esta doença é um tipo de infeção bacteriana em que os germes ou bactérias entram no sistema urinário através da uretra e causam danos. A infeção do trato urinário é muito comum nas crianças e pode ocorrer em qualquer idade, mas é mais comum nos bebés com menos de 12 meses e os rapazes são mais susceptíveis de serem infectados do que as raparigas, especialmente os rapazes que foram circuncidados. Normalmente, é difícil diagnosticar esta doença em crianças pequenas. Porque elas não falam cuidadosamente sobre os sintomas que existem. Por este motivo, recomenda-se que os pais vigiem os seus filhos e efectuem um tratamento imediato após o diagnóstico da doença, para que esta não acabe por causar danos graves nos rins.

Factores causadores de cálculos do trato urinário

- ✓ Diminuição dos fluidos corporais e infeção
- ✓ Não urina e está imóvel.
- ✓ Consumo excessivo de vitamina D e deficiência de vitamina A.
- ✓ Consumo excessivo de leite em pessoas com tendência para a formação de cálculos de cálcio.

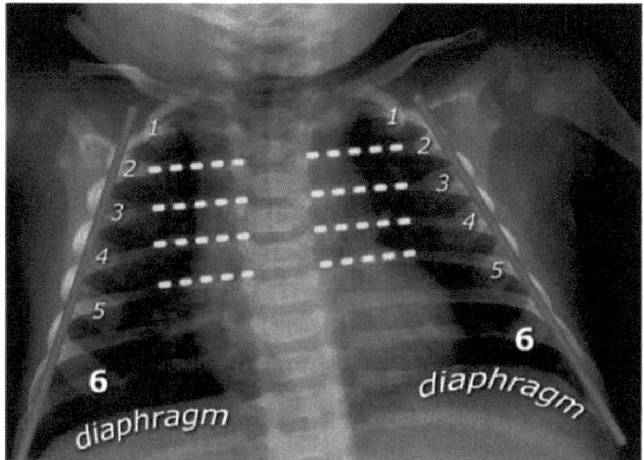

Figura 26. Criança com radiografia do tórax

Sintomas de cálculos renais

- ✓ Dor lateral que irradia para a frente e para baixo.
- ✓ A presença de sangue e pus na urina.
- ✓ Desconforto abdominal e diarreia

A infeção do trato urinário nas crianças é um alarme grave. Esta doença é muito comum entre os bebés e, ao afetar uma parte importante do sistema urinário, pode danificar o sistema urinário da criança. A infeção do trato urinário em crianças e bebés é causada por várias razões, que devem ser tratadas rapidamente após o seu diagnóstico. Caso contrário, é possível que os rins sejam gravemente afectados, o que pode provocar insuficiência renal ou hipertensão arterial nas crianças.

Os tipos de infecções do trato urinário em crianças e bebés podem geralmente ser divididos em duas categorias:

1- Cistite infeção urinária: Esta infeção ocorre no trato urinário inferior, que é o mesmo tubo que envia a urina da bexiga para o exterior do corpo.

2- Pielonefrite infeção urinária: Esta infeção ocorre na parte superior do trato urinário, onde o rim se liga à bexiga, e danifica o rim ou o trato urinário.

A principal causa de várias infecções na urina das crianças é a entrada de bactérias no trato urinário e a sua multiplicação. Na maioria dos casos, estas bactérias entram no sistema urinário das crianças ou dos bebés a partir do intestino e com a ajuda das fezes, caso em que o sistema urinário é infetado.

Por outro lado, as crianças que se debatem com o problema da obstipação correm o risco de contrair uma infeção urinária, mas a causa das infecções urinárias em bebés e crianças não se limita apenas a estes dois factores. O refluxo urinário pode ser considerado outro fator na ocorrência desta complicação. Quando a válvula da bexiga tem um problema e a urina não se move na direção certa, entra nos rins a partir da bexiga. Neste caso, a possibilidade de infeção do trato urinário, dos rins e da bexiga é muito elevada.

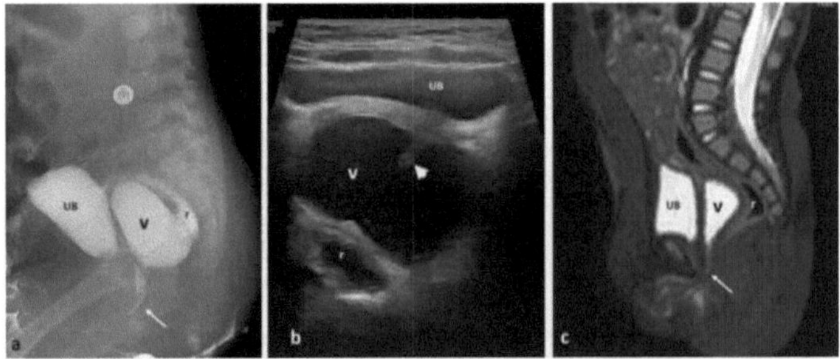

Figura 27. Imagiologia do trato urinário em crianças em diferentes cenários clínicos

Sinais e sintomas de infeção do trato urinário em crianças

Dependendo da sua capacidade corporal, as crianças podem apresentar sinais e sintomas diferentes quando esta doença ocorre. É interessante saber que algumas crianças não apresentam nenhum destes sintomas de forma grave, mas já não são tão saudáveis como antes.

Em geral, os sintomas da infeção do trato urinário nos bebés são

- ✓ Urina forte e malcheirosa Dores de estômago.
- ✓ Sensação de plenitude no estômago Febre.
- ✓ Perda ou retenção de peso & Irritabilidade.
- ✓ Diarreia e vómitos e iterícia

Válvula uretral posterior

1- Definição: A doença urológica pediátrica mais comum e a obstrução urinária em lactentes e bebés do sexo masculino é a presença de uma válvula anormal na metade posterior da saída da urina de forma congénita.

2- Sintomas: sintomas de obstrução urinária, como urinar gota a gota ou urinar intermitentemente, inquietação ao urinar, sensação de pressão ao urinar, crescimento insuficiente do bebê, às vezes o tamanho da parte média e inferior do abdômen na bexiga aumentada, às vezes inchaço e Disfunção renal e infeção urinária podem ser observadas nesta doença.

3- Diagnóstico: de acordo com os sintomas clínicos e ultrassom que podem mostrar uma bexiga grande e rins inchados em ambos os lados a partir da 28ª semana de gravidez, e a foto colorida da bexiga, que é a melhor maneira de provar a doença após o nascimento, que é a dilatação da parte traseira da uretra. Mostra a proeminência da conexão entre a uretra e a bexiga e a falta de esvaziamento completo da bexiga, e a irregularidade da parede da bexiga também pode ser vista. A observação direta da uretra na sala de operações é eficaz no diagnóstico e tratamento da válvula uretral anormal e na sua remoção.

4- Complicações: A infeção do trato urinário, o inchaço dos rins de ambos os lados devido ao refluxo da urina, com a possibilidade de perturbar a sua função, são algumas das complicações desta doença.

5- Tratamento: a inserção de um cateter uretral (um tubo que é passado através da uretra para chegar à bexiga), a abertura de um trajeto da bexiga até à pele e a prescrição de antibióticos podem ser utilizados temporariamente até ao tratamento definitivo.

6- Tratamento definitivo: remoção da válvula anómala sob observação direta. Hipospádia (urologia comum em crianças)

Definição: outra doença urológica pediátrica em bebés do sexo masculino, cuja saída de urina se encontra congenitamente por baixo do pénis. A gravidade da hipospádia é determinada com base na distância entre o ponto de saída da urina e a ponta do pénis e o grau de curvatura do pénis.

Sintomas: A urina que sai por um orifício debaixo do pénis é a principal caraterística desta doença. Os sintomas da obstrução urinária incluem a bifurcação da urina, o desvio da urina para a esquerda ou para a direita, o gotejamento da urina e a curvatura do pénis.

Diagnóstico: É possível diagnosticar a doença e determinar a sua gravidade através da observação dos sintomas clínicos e do exame. Se for acompanhada de testículos que não desceram para o escroto, é necessário efetuar um exame genético .

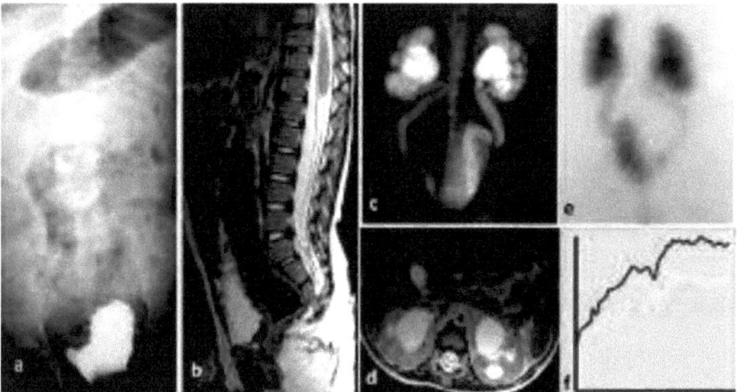

Figura 28. Imagiologia do trato urinário em crianças em diferentes cenários clínicos

Complicações: Em caso de sintomas de obstrução urinária e de falta de tratamento necessário e adequado, existe o risco de infeção e de complicações causadas pela obstrução urinária prolongada na bexiga e noutras partes do aparelho urinário. As dificuldades no estabelecimento de um contacto sexual bem sucedido em casos moderados a graves, bem como os efeitos psicológicos negativos da doença em termos da forma anormal do pénis, fazem parte das complicações desta doença.

Tratamento: No caso da curvatura peniana, esta condição é corrigida primeiro e, dependendo da gravidade da doença e da resposta a procedimentos cirúrgicos anteriores, é necessário mais do que um procedimento cirúrgico.

Qual é o objetivo da ecografia do sistema urinário?

O sistema urinário é constituído por rim, ureter, bexiga e uretra. Em geral, todas as partes do trato urinário são detectadas através de ultra-sons, mas salienta que o ureter normal não é normalmente visível nos ultra-sons, uma vez que tem um diâmetro muito pequeno e as suas duas paredes estão praticamente sobrepostas.

O papel da ecografia no diagnóstico dos cálculos do trato urinário

A ecografia é normalmente utilizada para diagnosticar cálculos grandes. A razão é que os cálculos mais pequenos são normalmente vagos e pouco claros, ou escondem-se do campo de visão por estarem colocados em posições atrás das costelas e secções da coluna vertebral. Os cálculos renais têm a forma de pontos brancos, que se distinguem da gordura no centro dos rins, que também é branca na ecografia. Se houver um problema no diagnóstico de cálculos renais na ecografia, normalmente são utilizadas outras medidas de diagnóstico, como a imagiologia com contraste intravenoso ou a TAC para o diagnóstico.

Aplicações da ecografia do trato urinário

A ultrassonografia tem muitas utilizações no exame do sistema urinário, entre as quais as seguintes são mencionadas:

- ✓ Exame de tumores, quistos e abcessos renais e exame da próstata e da bexiga.
- ✓ Exame dos órgãos renais em doentes com transplante renal.

Hidronefrose causada por bloqueio de pedras ou outras massas

Note que a bexiga tem de estar cheia para a ecografia dos rins e das vias urinárias. Se tiver um cateter de Foley, este deve estar fechado. Para verificar a bexiga e a sua vizinhança, a bexiga tem de estar cheia, mas uma bexiga cheia de urina pode levar a um diagnóstico errado devido ao refluxo da urina para o ureter, o sistema coletor de urina e a pélvis renal. Por vezes, é necessário efetuar uma ecografia da bexiga em dois estados: cheia e depois de esvaziada.

Em doentes com dor aguda no flanco, a ecografia pode ajudar a identificar hidronefrose causada por cálculos. Deve-se lembrar que a hidronefrose unilateral com ou sem hematúria pode ser causada por pressão externa, sangramento ou pelo próprio aneurisma abdominal ou outras massas. A hidronefrose bilateral surge em doentes com retenção urinária secundária a obstrução da saída da bexiga. Em doentes com dor nos flancos e piúria, é essencial examinar os doentes para detetar a presença de obstrução, cálculos ou abcessos, para determinar a necessidade de intervenção ou de exames imagiológicos adicionais.

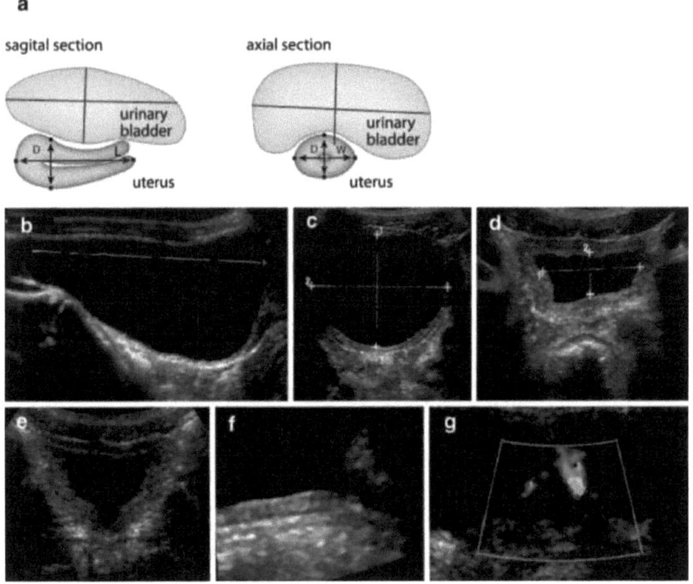

Figura 29. Ultrassom do trato urogenital em neonatos, bebês e crianças

Exame do sistema urinário através de radiografia em crianças

O refluxo da bexiga para o ureter é uma complicação comum e muito importante nas crianças, que pode levar a pielonefrite, danos permanentes no rim e cicatrizes secundárias a infeção. O refluxo, por si só, não provoca lesões no tecido renal, a não ser que seja acompanhado de uma infeção ou de um aumento da pressão na bexiga.

O diagnóstico durante o refluxo pode levar a um tratamento adequado e, consequentemente, à prevenção das suas complicações permanentes. Atualmente, existem vários métodos de diagnóstico do refluxo, dos quais o VCUG é um dos mais comuns. Apesar de outro método conhecido como DRC ter vantagens como maior sensibilidade e menor radiação, o VCUG continua a ser considerado a ferramenta mais útil para o diagnóstico deste tipo de doenças, que determina claramente o estado dos órgãos internos e a gravidade do refluxo. Muitos médicos recomendam o VCUG para todos os rapazes na primeira avaliação e o DRC nas avaliações subsequentes. Embora os instrumentos utilizados para diagnosticar as doenças acima referidas nas raparigas possam variar, a maioria dos médicos recomenda a DRC para a primeira avaliação do refluxo nas raparigas.

Métodos de exame do sistema urinário

Os médicos utilizam os seguintes métodos de radiografia a duas cores para examinar o sistema urinário:

1- Injeção intravenosa do agente de contraste: Neste método, o agente de contraste é injetado na veia do doente sob a forma de uma solução aquosa e chega aos rins. O material de contraste ilumina o rim e o trato urinário na imagem tirada pelo raio X. Assim, o médico pode diagnosticar problemas do trato urinário desta forma.

2- Injeção de material de contraste através da inserção de um cateter: A injeção de material de contraste através da colocação de um cateter no trato urinário e a introdução do material de contraste chama-se VCUG. No método VCUG, primeiro é colocado um cateter esterilizado no interior do trato urinário e é injetado nele um material de contraste adequado. O material de contraste enche primeiro a uretra e depois entra na bexiga. Este método é utilizado para garantir que não existe refluxo de urina da bexiga para o rim e, nos adultos, em caso de suspeita de estenose uretral.

Considerações necessárias antes de avaliar o VCUG

- ✓ Nos seguintes casos, não se esqueça de consultar o seu médico antes de efetuar a avaliação e se estiver grávida
- ✓ Se tiver sintomas de uma infeção do trato urinário, como dor e ardor ao urinar.
- ✓ Se for alérgico a substâncias iodadas.
- ✓ Se é alérgica a algum medicamento e se usa um DIU.
- ✓ Se fez uma radiografia nos últimos 4 dias.

A avaliação VCUG tem alguma complicação especial?

Esta avaliação é efectuada por um urologista ou radiologista e, normalmente, não requer hospitalização. Antes de tirar a fotografia, é necessário urinar e esvaziar a bexiga, sendo também utilizada uma proteção de chumbo para proteger a zona genital dos homens da radiação, mas nas mulheres, a cobertura dos ovários impede que a bexiga apareça.

Normalmente, o exame VCUG não revela quaisquer problemas específicos. Em alguns casos, pode levar a uma infeção do trato urinário. Se o material de contraste for injetado a alta pressão, pode causar danos na bexiga e na uretra. Devido ao baixo nível de radiação utilizado para efetuar o exame, há muito pouca probabilidade de danos nas células e nos tecidos provocados pelos raios X. Além disso, a possibilidade de danos causados pelos raios X é muito pequena em comparação com os seus benefícios. Algumas pessoas podem também ser alérgicas a agentes de contraste.

Que sintomas podem surgir após uma avaliação VCUG?

É possível que o doente precise de urinar continuamente durante 2 dias após a sessão fotográfica e sinta a sensação de ardor associada. Beber muitos líquidos será muito eficaz para resolver este problema. Se tiver sintomas como manchas de sangue na urina, dificuldade em urinar até 8 horas, febre, arrepios e dores fortes no abdómen e nos flancos, não se esqueça de falar com o seu médico.

Dor abdominal inferior e direita

Os casos de patologias abdominais agudas causam dor no abdómen inferior e direito, e a ecografia pode desempenhar um papel importante no seu exame rápido. Nas mulheres que referem o abdómen inferior com início agudo de dor intensa, a rutura de uma gravidez ectópica, a torção do ovário e o quisto hemorrágico do ovário devem ser os primeiros casos de suspeita clínica.

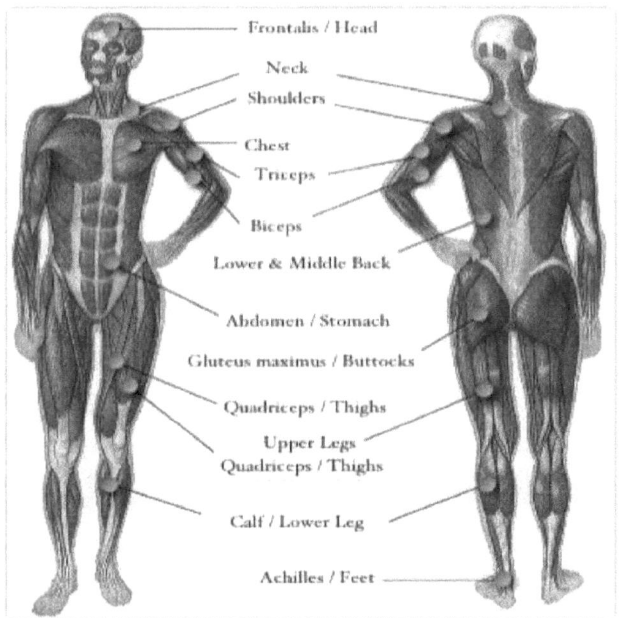

Figura 30. Localizador de dor.

A ecografia é o método de imagem de eleição para investigar casos de dor grave e aguda no abdómen inferior e direito. Do mesmo modo, também se podem determinar casos menos urgentes, como um quisto hemorrágico do ovário. Em doentes com dor abdominal direita aguda que irradia para a zona lateral da virilha, deve ser realizada uma ecografia renal para avaliar a hidronefrose causada por um cálculo que bloqueia o ureter.

Ao contrário dos raios X, não é utilizada radiação na tecnologia de ultra-sons. Em vez disso, esta tecnologia utiliza ondas sonoras especiais que não podem ser ouvidas pelo ouvido humano. O reflexo das ondas sonoras nos órgãos do corpo cria imagens, de acordo com as quais o médico pode examinar o tamanho normal dos rins, a sua forma, localização e, por vezes, o fluxo sanguíneo nos rins. Uma vez que não são emitidas radiações nem é utilizada cor de contraste no processo de ecografia, esta tecnologia é adequada para crianças, mulheres grávidas e pessoas sensíveis à cor. Além disso, não é necessário estar preparado como noutros exames, nem estar em jejum, por exemplo.

Por vezes, os profissionais de saúde podem pedir-lhe que se apresente com a bexiga cheia para o exame. Neste caso, podem examinar o volume da bexiga antes e depois de urinar. Normalmente, a ecografia não é dolorosa. Apenas é possível sentir uma ligeira pressão nos pontos em que o aparelho chamado transformador se encontra com o corpo. Além disso, a ecografia renal também pode ser utilizada noutros casos médicos. Alguns exemplos são mencionados a seguir:

- ✓ Guia para inserir a agulha para recolha de amostras.
- ✓ Evacuação de quistos e abcessos.
- ✓ Colocação de uma nefrostomia ou de um tubo de drenagem no rim.

Procedimentos antes da ecografia dos rins e das vias urinárias

O seu médico pode pedir-lhe que beba o mínimo de água possível antes de efetuar este exame. Se precisar de esvaziar a bexiga após a ecografia, pode pedir-lhe que beba muita água na sala de espera para encher a bexiga. Normalmente, não é utilizada anestesia para a ecografia. Antes de realizar uma ecografia renal, pode ser-lhe pedido que leia e assine um formulário de consentimento, garantindo que o técnico tem autorização para realizar uma ecografia no seu corpo. Se houver algo que não compreenda ou que o deixe desconfortável, faça imediatamente perguntas sobre o assunto.

Usar roupa confortável. O técnico deve aplicar um tipo de gel na sua pele. Este gel ajuda a guiar as ondas sonoras. Este gel não mancha a roupa, mas é pegajoso e é um pouco difícil de o retirar da pele. Por vezes, o técnico pode pedir-lhe para mudar de roupa e vestir uma bata de hospital. Não use qualquer tipo de jóias para a ecografia. Não se esqueça de deixar todas as suas jóias e objectos de valor em casa. Não se esqueça de seguir todas as instruções adicionais que o técnico lhe disser.

Como realizar a ecografia do trato urinário

O médico pode pedir uma ecografia renal como exame ambulatório ou, se estiver hospitalizado, pode fazer parte dos exames de diagnóstico de internamento. Cada hospital e clínica tem os seus próprios protocolos que pedem para preparar o exame, mas há normas que são iguais em todos eles. O técnico pede-lhe que se deite de barriga para baixo para ter acesso ao rim para a ecografia. Como já foi referido, o técnico passa um gel na sua pele para facilitar a condução das ondas sonoras e obter as imagens desejadas.

O técnico utiliza um transformador na sua pele e coloca-o na zona pretendida. O transformador não causa qualquer dor, é apenas possível que sinta uma pequena pressão no local onde o técnico o coloca, porque o técnico tem por vezes de pressionar um pouco o aparelho no seu corpo para encontrar o ângulo correto e tirar a melhor fotografia. Pode pedir para manter a sua posição durante alguns minutos, ou pode pedir para ajustar a sua posição para obter uma imagem mais nítida.

Se o técnico estiver a verificar o fluxo sanguíneo dos rins, pode ouvir um som de "fush fush". A existência deste som é completamente natural. Se for necessário fazer uma ecografia aos rins, pode ser necessário fazer uma ecografia com a bexiga cheia. Depois esvazie a bexiga e faça novamente a ecografia com a bexiga vazia.

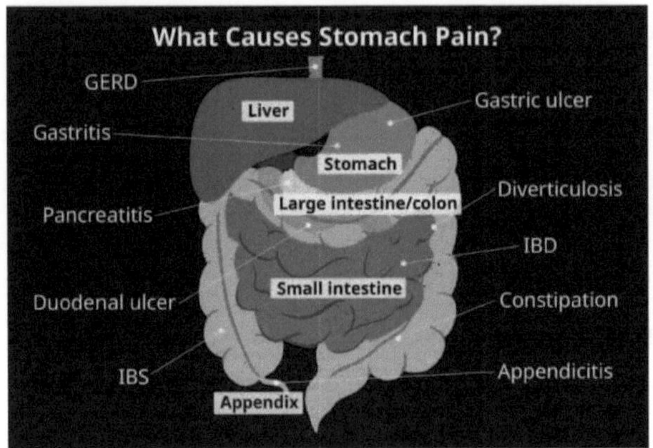

Figura 31. Dor abdominal: Quando devo consultar um profissional de saúde?

Costeletas e sua contagem

Contar e palpar as costelas a partir da parte anterior e posterior do tórax.

A) Contagem das costelas a partir da frente: Pode contar as costelas de acordo com os seguintes pontos.

- ❖ Como a clavícula cobre a primeira costela, é difícil tocá-la, mas se os ombros estiverem levantados, é possível tocá-la sob o terço interno da clavícula.
- ❖ Como a primeira engrenagem não é facilmente tocada, a contagem das engrenagens e dos espaços entre as engrenagens começa a partir da segunda engrenagem. Porque a segunda costela está situada no ângulo do esterno e é facilmente tocada.

Primeiro, determinar o ângulo do cavalete. Em seguida, deslocando o dedo para fora, atinge-se a segunda cartilagem costal. O primeiro espaço situa-se entre uma costela acima desta costela e o segundo espaço situa-se abaixo dela. Se as costelas forem contadas a seguir ao esterno, deparar-se-á com um problema. Porque as cartilagens das costelas aproximam-se umas das outras quando estão ligadas à tíbia. Por isso, é melhor afastar-se gradualmente do esterno para contar as costelas a partir da segunda costela. Normalmente, é mais fácil contar os espaços entre as costelas do que as costelas. Naturalmente, tocar nas costelas nas mulheres é um pouco mais difícil devido à posição do peito. Em casos raros, é possível que o ângulo do esterno esteja ao nível da terceira cartilagem costal, caso em que o ângulo do esterno é superior a cinco centímetros.

- O bordo inferior da quinta costela situa-se ao nível da articulação xifo-esternal.
- A linha semi-crescente do abdómen que define o bordo exterior do músculo reto abdominal, ou a margem da costela, encontra a ponta da nona cartilagem costal.
- A parte mais baixa do rebordo costal está relacionada com a cartilagem da décima costela.
- A proeminência do mamilo em homens e crianças está localizada no quarto espaço intercostal ou na quinta costela. Refere-se que o mamilo está ao mesmo nível que o ângulo inferior do ombro.
- O lado inferior do músculo peitoral maior encontra a sexta costela no interior (Medial).
- O local do batimento cardíaco nos adultos situa-se normalmente

no espaço intercostal til à esquerda.

Contagem das costelas a partir do dorso: É possível contar as costelas conhecendo os seguintes pontos:

- ❖ Espinha da escápula: Situa-se ao nível da quarta costela. A partir desta engrenagem, as engrenagens contam para cima ou para baixo. Deve mencionar-se que as costelas próximas da linha média estão cobertas pelos músculos endireitadores da coluna vertebral e não são facilmente tocadas, sendo geralmente melhor tocadas a cerca de cinco centímetros da linha média.
- ❖ O ângulo inferior do ombro (ângulo inferior): Situa-se na sétima costela ou no sétimo espaço intercostal, e a primeira costela que toca por baixo é a oitava costela, a partir da qual as costelas podem deslocar-se para cima ou para baixo. contar
- ❖ Na distância entre o ângulo inferior do ombro e o ponto mais alto da crista ilíaca, existe a décima segunda costela, e pode começar a contar as costelas a partir desta costela, mas é difícil tocar nesta costela em pessoas obesas. Além disso, em algumas pessoas, esta costela pode não ter crescido muito e ser tocada. Em geral, é mais difícil tocar nas costelas pela parte de trás do que pela parte da frente. Observou que, durante a inspiração, a posição das costelas e do esterno muda em relação às vértebras no estado de repouso, de modo que, na inspiração completa, a sua posição é deslocada por uma vértebra. Também se altera com a flexão e a extensão. Ossos do ombro e da clavícula: Estes dois ossos estão localizados na zona do peito e são facilmente tocados, e o método de tocar

diferentes partes destes dois ossos no membro superior foi investigado.

Músculos e espaços do peito

1- Músculo peitoral maior: é facilmente tocado na frente do peito e o seu bordo inferior cria a prega axilar anterior.

2- Dente da frente (Serratus anterior): levantando a mão e colocando-a sobre a cabeça, é possível ver e tocar algumas das suas tiras perto da sua ligação final com as costelas.

3- Fossa infraclavicular: situa-se sob a parte externa da clavícula, entre o músculo peitoral maior e o deltoide, e transforma-se no sulco deltopeitoral na extremidade inferior. Existem vários gânglios linfáticos nesta cavidade e a linfa superficial drena para estes gânglios juntamente com a veia cefálica.

4- Diafragma: Uma membrana fibromuscular situada entre o tórax e o abdómen. Tem duas cúpulas (Cupula) direita e esquerda, a cúpula direita é mais alta do que a esquerda devido à presença do fígado e ao facto de o fígado se desenvolver no interior do diafragma durante o período embrionário. Além disso, a cúpula do lado esquerdo está localizada mais abaixo devido à presença do coração. O diafragma está ligado à saída do tórax. A posição do diafragma muda em diferentes pessoas, em diferentes posições do corpo, quer os órgãos abdominais estejam cheios ou vazios.

Por exemplo, em pessoas com um peito largo, o diafragma é mais alto do que em pessoas com um peito estreito, ou mesmo em pessoas com um estômago cheio, o lado esquerdo é mais alto como uma vértebra. O diafragma é mais alto quando a pessoa está deitada de costas (supina). Além disso, quando uma pessoa dorme de lado, a cúpula do mesmo lado ou do outro lado é mais alta, mas quando uma pessoa está sentada ou semi-sentada, desce devido ao relaxamento dos músculos abdominais do diafragma.

Por esta razão, as pessoas que têm falta de ar preferem dormir numa posição semi-sentada, mas nota-se que na posição semi-sentada, as costas são protegidas e a flexão da coluna vertebral também é impedida. Porque o conteúdo do estômago neste estado empurra o diafragma para cima e causa problemas respiratórios. Na respiração lenta, o diafragma move-se cerca de um centímetro na vertical, mas na respiração profunda e forte, varia entre 3 e 10 centímetros em diferentes pessoas. A respiração é mais torácica nas mulheres e abdominal nos homens. Além disso, os atletas, cantores e tocadores de instrumentos de sopro utilizam mais o diafragma e é possível que a cúpula do diafragma seja 3-4 cm mais baixa.

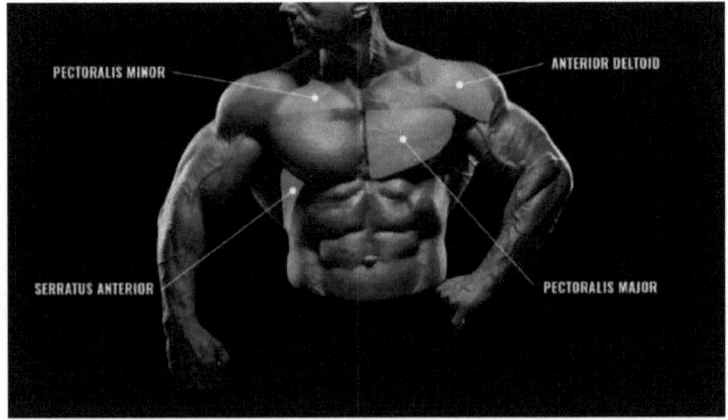

Figura 32. A Anatomia dos Músculos do Peito, Explicada

Linhas hipotéticas do tórax

A fim de facilitar o tórax, são assumidas linhas hipotéticas no tórax, que são

1- **Linha médio-esternal:** Começa a partir do meio da incisura jugular e passa diretamente pelo meio do esterno e pelo processo xifoide. Esta linha continua no abdómen como a linha branca. Esta linha é efetivamente a linha média.

2- **Linha paraesternal:** Começa no bordo do corpo do esterno e fica a cerca de 2 cm da linha médio-esternal e só está presente na zona do tórax.

3- **Linha médio-clavicular:** Desce do meio da clavícula entre as articulações Acromioclavicular e Esternoclavicular e passa cerca de um centímetro dentro do mamilo e cerca de 9 centímetros na linha média. Esta linha atinge o ponto mi inguinal na parte inferior do abdómen.

4- **Linha mamilar:** passa pelo mamilo e fica a cerca de 10 cm da linha média. É referido que alguns consideram esta linha e a linha anterior como uma única linha devido à sua curta distância. Devido à alteração da posição do mamilo, mesmo nos homens, esta linha é menos utilizada.

5- **Linha axilar anterior:** Traça-se verticalmente para baixo a partir da prega axilar anterior.

6- **Linha axilar posterior:** Traça-se verticalmente para baixo a partir da prega posterior da axila.

7- **Linha axilar média (médio-lateral):** Uma linha colocada entre as dobras anterior e posterior da axila e que começa no centro da cavidade axilar e desce até à crista ilíaca.

8- Linha escapular: Vai do ângulo inferior do osso do ombro até ao topo da crista ilíaca. Esta linha está localizada na parte de trás e é muito eficaz.

9- Linha lateral vertebral (linha paravertebral): É traçada a 5 cm da linha média na parte de trás do corpo e paralela à linha média.

10- Linha interespinhosa (vertebral): é traçada paralelamente ao ângulo espinhoso das vértebras e é utilizada para examinar a coluna vertebral e, em casos radiológicos, para medir a curvatura da coluna vertebral para a frente e para trás. Esta linha não é exatamente vertical e tem uma curva, mas tem um lugar especial na anatomia de superfície. Esta linha é, de facto, a linha mediana posterior.

Radiografia do tórax

Um dos exames de imagem mais comuns é a radiologia torácica, que utiliza raios X. Nesta fotografia, as vias respiratórias, o coração e os pulmões, os ossos do peito e a coluna vertebral são facilmente visíveis. Esta é uma radiografia posteroanterior (PA) do tórax. Nesta fotografia, estes órgãos são expostos aos raios X e tiram-se fotografias. Esta fotografia é indolor, apenas é necessário que o paciente esteja numa posição de pé, o raio X passará através do seu corpo, e a pessoa não sentirá nada neste momento.

Nalguns casos especiais ou para examinar algumas zonas, a fotografia pode ser tirada na posição sentada ou deitada. Para além de não ser invasivo e de ser económico, este método pode fornecer informações úteis sobre o estado clínico do doente ao pessoal médico.

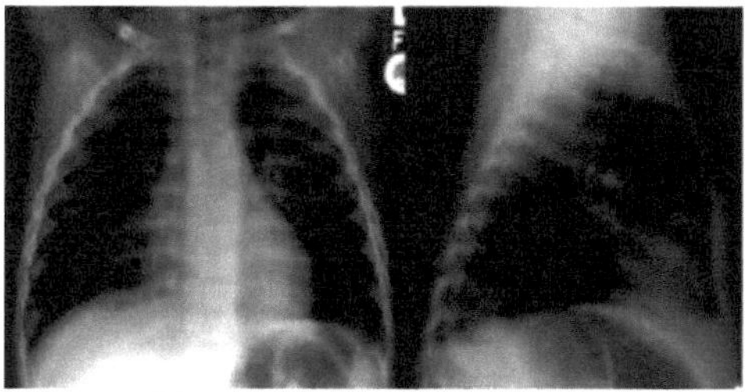

Figura 33. Radiologia em Ped Emerg Med

Capítulo 4: Utilizações da radiologia torácica

Imagens de radiografia do tórax

As radiografias do tórax são normalmente examinadas a partir de várias vistas, incluindo:

1- Vista posterior-anterior (vista PA): Nesta vista, o doente está de pé e a cassete é colocada à frente do doente, e a radiação incide de trás para a frente. Esta vista fornece a imagem mais exacta e clara do tórax.

2- Vista anterior-posterior (vista AP): Nesta vista, a cassete é colocada atrás do doente e a radiação incide da frente para trás, estando o doente deitado ou sentado. A utilização mais comum deste método é na unidade de cuidados intensivos, onde a maioria dos doentes está em coma ou é incapaz de se mover.

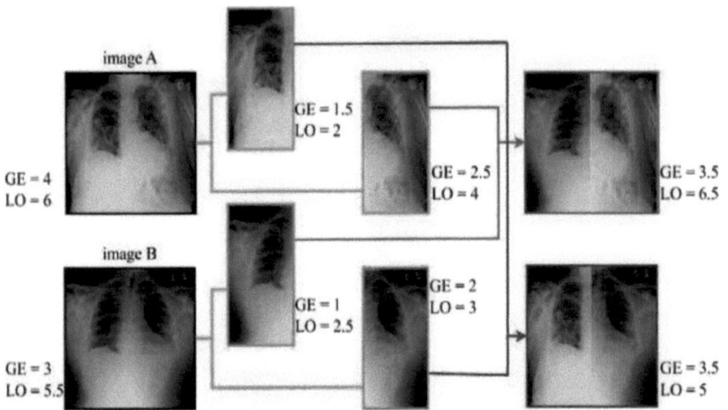

Figura 34. Aprendizagem relâmpago: Radiografias básicas do tórax em adultos

Aplicação da radiografia do tórax

1- Determinar o estado dos pulmões: a radiografia do tórax pode detetar cancro, infeção ou ar acumulado no espaço à volta do pulmão.

Além disso, este exame é utilizado para mostrar doenças pulmonares crónicas como enfisema ou fibrose quística e complicações relacionadas com estas doenças.

Observação do estado das vias respiratórias através de radiografia do tórax

Problemas pulmonares relacionados com o coração: A radiografia do tórax pode detetar alterações ou problemas nos pulmões causados por problemas cardíacos. Por exemplo, líquido nos pulmões (edema pulmonar) pode ser resultado de insuficiência cardíaca congestiva.

Observação exacta do estado dos pulmões através da realização de uma radiografia do tórax

Determinação do tamanho e da forma do coração: As alterações no tamanho e na forma do coração podem indicar insuficiência cardíaca, líquido à volta do coração (derrame pericárdico) ou problemas nas válvulas cardíacas.

Vasos sanguíneos: Uma vez que o contorno dos grandes vasos perto do coração (aorta e artéria pulmonar) pode ser visto na radiografia do tórax, esta pode identificar um aneurisma da aorta, outros problemas nos vasos sanguíneos ou doenças cardíacas congénitas.

Verificar possíveis problemas relacionados com o coração, efectuando uma radiografia ao tórax

1- Deposição de cálcio: A radiografia do tórax pode determinar a presença de cálcio no coração e nos vasos sanguíneos. A presença de depósitos de cálcio pode indicar danos nas válvulas cardíacas, nas artérias coronárias, no músculo cardíaco ou no saco protetor que envolve o coração. Os depósitos de cálcio nos pulmões devem-se frequentemente a uma infeção antiga e não tratada.

2- Fracturas: as fracturas das costelas e da coluna vertebral ou outros problemas ósseos podem ser visíveis através da radiografia do tórax.

Pacemaker, eletrochoque cardíaco ou cateter: O pacemaker e o eletrochoque cardíaco têm um fio que está ligado ao coração e garante que o batimento cardíaco e o seu ritmo são normais. Um cateter é um tubo muito pequeno que é utilizado para administrar medicamentos ou para fazer diálise. A radiografia do tórax é normalmente efectuada após a colocação de dispositivos médicos para garantir a sua colocação correta.

Poderá estar preocupado com a exposição aos raios X, especialmente se os fizer regularmente, mas a quantidade de radiação dos raios X é muito baixa. Esta quantidade é ainda mais baixa do que a quantidade de radiação que entra em si a partir do ambiente circundante. Embora os benefícios desta radiografia ultrapassem os riscos, pode usar um avental de proteção. Se estiver grávida ou pensar que pode estar grávida, deve informar o seu médico. O procedimento pode ser feito de forma a proteger o abdómen da radiação. Há várias décadas que a ecografia do tórax e, em especial, dos pulmões é utilizada no diagnóstico de doenças em bebés e crianças. A inflamação e a infeção do tecido pulmonar causam problemas pulmonares.

A entrada de agentes virais, bacterianos, fúngicos ou parasitários nos pulmões é a causa da infeção. Uma infeção no pulmão chama-se pneumonia. A pneumonia é muito perigosa para os bebés e as crianças, e o seu diagnóstico é considerado uma medida de urgência. Existem diferentes métodos de imagiologia para detetar a pneumonia. A maioria dos métodos de imagiologia, incluindo a radiografia e a tomografia computorizada, cria imagens do interior do corpo utilizando raios X. A radiação dos raios X pode danificar os tecidos vivos e alterar o ADN. Por este motivo, a sua utilização é perigosa para bebés e crianças em idade de crescimento. A principal preocupação em relação à radiação dos raios X é o aumento do risco de cancro na criança. Por outro lado, para realizar exames de raios X e de TAC em bebés e crianças, estes devem ser transferidos para o departamento de radiologia. A transferência para o serviço de radiologia e a utilização de anestesia para a imagiologia prolonga o processo de diagnóstico e atrasa o tratamento. Em casos de emergência e especiais, recomenda-se a utilização da ecografia torácica em vez da radiografia e da TAC. Na ecografia, são utilizadas ondas de ultra-sons para a obtenção de imagens, que são completamente inofensivas. Para realizar uma ecografia pulmonar (LUS), o radiologista aplica um gel de ultra-sons no tórax do bebé ou da criança e coloca a sonda de ultra-sons sobre ele. As imagens são apresentadas simultaneamente no monitor.

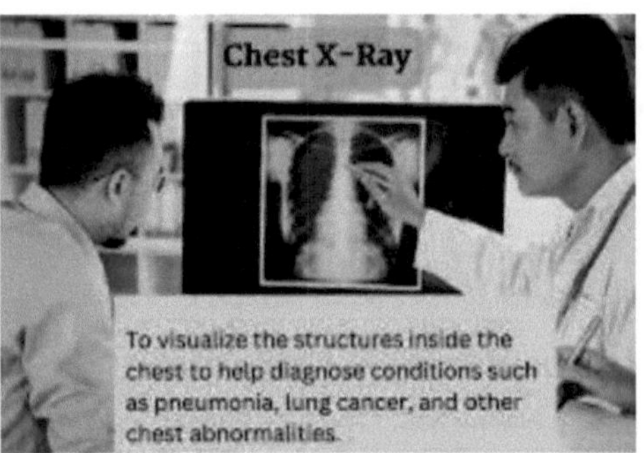

Figura 35. Radiografia do tórax

A ecografia do tórax é utilizada para verificar que órgãos

A glândula timo foi bem avaliada com a ecografia torácica. O timo é uma glândula em forma de pirâmide localizada na parte posterior e superior do esterno. A ecografia também pode examinar o mediastino. O mediastino é a cavidade central do tórax, limitada à frente pelo osso esterno, atrás pela coluna vertebral e de ambos os lados pelos pulmões. A avaliação de derrame pleural (acumulação de líquido no pulmão), massas pulmonares densas (consolidação), movimentos do diafragma e, por vezes, tumores em adultos e crianças também é possível com a ecografia. Ao longo do tempo, foram adicionadas às aplicações de ultrassom outras capacidades, como a avaliação da parede torácica.

No exame da parede torácica, é possível detetar anomalias nas costelas, fracturas do esterno e perturbações do sistema músculo-esquelético. A ecografia de massas de tecidos moles do tórax, como os seios, os gânglios linfáticos e as anomalias vasculares, também foi recentemente acrescentada às aplicações da ecografia. Os ultra-sons são utilizados para detetar embolias ou tromboses causadas pelo cateter nos vasos torácicos. Partes não ósseas do corpo dos bebés examinadas por ultra-sons. A ecografia pulmonar é realizada com base na análise das ondas ecogénicas de ultra-sons e na diferenciação dos artefactos por elas causados. Atualmente, vários artefactos da ecografia pulmonar são muito importantes e eficazes na avaliação das condições pulmonares. A interpretação das imagens de ultra-sons de diferentes patologias pulmonares é obtida principalmente através da medição da relação entre o gás e o líquido do parênquima pulmonar e dos tecidos intersticiais. Foram descritos inúmeros fenómenos na ecografia pulmonar. Vários termos e sinais novos, como as linhas A e B, os sinais de praia, os sinais de deslizamento, os sinais de morcego e os artefactos de arrastamento são alguns dos termos famosos da ecografia pulmonar.

A ecografia pulmonar e a sua utilização no diagnóstico de doenças de crianças e bebés

A ecografia pulmonar desenvolveu-se como uma ferramenta de apoio para os doentes de emergência. A utilização da ecografia pulmonar em exames de rotina passou por várias fases ao longo dos últimos 50 anos. Alguns dos primeiros artigos mostrando o potencial da ultrassonografia pulmonar no diagnóstico de casos de pneumotórax foram publicados na década de 1970. Os primeiros artigos estudam o tórax em todos os seus componentes, desde o mediastino até o diafragma.

De acordo com o artigo italiano de Paolo Toma, na segunda metade dos anos 80, Avni e os seus colegas conseguiram registar pela primeira vez o diagnóstico da doença da membrana hialina com a ecografia pulmonar.

Em geral, 50% das mortes de recém-nascidos ocorrem devido a doença das membranas hialinas ou síndroma de dificuldade respiratória (SDR).

A ecografia pulmonar pode detetar anomalias pulmonares congénitas. A ecografia pulmonar com uma vasta gama de padrões de diagnóstico para doenças das membranas hialinas, taquipneia (respiração rápida) de recém-nascidos, síndrome de aspiração de mecónio (entrada de fezes fetais no pulmão), pneumonia de recém-nascidos, pneumotórax e displasia broncopulmonar tornou-se uma ferramenta útil na unidade de cuidados intensivos neonatais. É. A displasia broncopulmonar é um tipo de doença pulmonar crónica. Os bebés prematuros ou os bebés que nascem prematuramente estão frequentemente em risco de desenvolver displasia broncopulmonar. Esta doença é perigosa e requer cuidados médicos especiais. No entanto, muitos bebés que a contraem recuperam totalmente. A displasia broncopulmonar está frequentemente associada à síndrome de dificuldade respiratória, que provoca inflamação e cicatrizes nos pulmões.

Em 2007, Copetti e Catararossi descreveram o padrão ultrassonográfico pulmonar da taquipnéia neonatal. No mesmo ano, foi publicado o padrão ultrassonográfico da síndrome do desconforto respiratório. A doença pulmonar mais comum nos recém-nascidos é a taquipneia. Os sintomas pulmonares dos bebés são muito sensíveis nestas condições. Na ecografia inicial de todos os recém-nascidos, as linhas B aparecem nas regiões inferiores do pulmão de forma muito compacta. Enquanto estas linhas aparecem na metade superior do pulmão de forma não comprimida. Mais brancura nas imagens indica alterações na superfície do pulmão.

Os autores enfatizam o diagnóstico de irregularidades nas linhas pulmonares e consideram-no como uma caraterística da síndrome de dificuldade respiratória. No entanto, a radiografia do tórax continua a ser necessária para a visualização de tórax, linhas, tubos, fios e fenómenos de fuga de ar. Este facto levou à integração da radiografia torácica com imagens de ultra-sons. Além disso, o diagnóstico de pneumotórax na ecografia pulmonar é um diagnóstico difícil, tal como o enfisema.

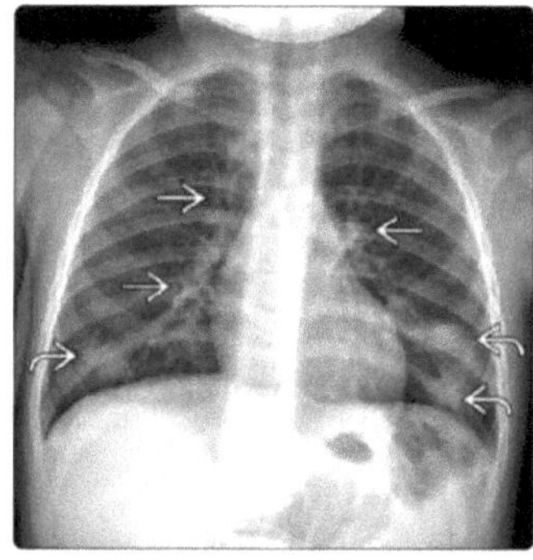
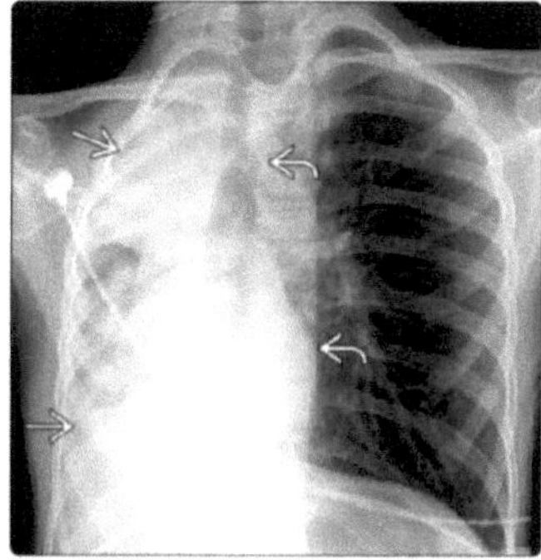

Figura 36. Imagiologia do tórax

UCI neonatal O papel dos aparelhos de ultrassom portáteis na unidade neonatal

As técnicas de imagiologia nem sempre estão disponíveis. Este desafio levou à criação de aparelhos de ultra-sons portáteis. A ecografia pulmonar é uma alternativa adequada à radiografia do tórax como método de diagnóstico para condições especiais, como a pneumonia em bebés e crianças. Em geral, a ecografia pulmonar foi desenvolvida para diagnosticar doenças infantis. Esta questão está especialmente difundida no diagnóstico de pneumotórax. Estudos recentes mostram a utilização e os resultados da ecografia pulmonar na síndrome de dificuldade respiratória neonatal, taquipneia instável (respiração rápida) em bebés e outras doenças pulmonares. Além disso, a ultrassonografia pulmonar é útil para encontrar pequenas massas densas na periferia dos pulmões, obter imagens de pequenos derrames pulmonares e até diagnosticar pneumotórax em bebés. O diagnóstico de taquipneia em bebés prematuros ou de termo continua a ser um desafio para os médicos. Porque a taquipneia não tem um diagnóstico específico e é considerada um diagnóstico diferencial. Por conseguinte, existem muitos desafios no que diz respeito à exatidão das novas opções de imagiologia que permitem uma diferenciação rápida.

Entretanto, os sintomas e a informação clínica do bebé podem ajudar a fazer um diagnóstico mais preciso. Infelizmente, existem muito poucos estudos que comparem a ecografia pulmonar com o método padrão da TAC.

Em geral, a ultrassonografia pulmonar é menos sensível do que outros métodos de imagem no diagnóstico diferencial de doenças pulmonares. No entanto, a utilização da ultrassonografia pulmonar desenvolveu-se para o diagnóstico rápido de doenças neonatais na unidade de cuidados intensivos neonatais (UCIN) e na enfermaria pediátrica.

O que é o pneumotórax e como se diagnostica com a ecografia pulmonar?

Devido à penetração de ar livre entre as duas camadas da pleura (a fina membrana dos pulmões), parte de um pulmão ou todo ele colapsa, o que se designa por pneumotórax. Naturalmente, a pronúncia correta é pneumotórax. A falta de ar e a dor no peito são sintomas comuns do pneumotórax. A ecografia é realizada para diagnosticar o pneumotórax em casos de emergência. O critério de ultrassom mais importante para o diagnóstico de pneumotórax é não ver as partes laterais do pulmão, o que tem uma sensibilidade de cerca de 95%.

No entanto, os movimentos respiratórios pulmonares podem não ser observados em doentes com edema grave, como asma, aspiração extracorporal ou enfisema. Estudos demonstraram que o diagnóstico de pneumotórax depende da experiência do operador da máquina de ultra-sons. A ecografia pulmonar é uma técnica tridimensional que cobre cerca de 70% da superfície pulmonar. Infelizmente, a ecografia pulmonar não é capaz de examinar as vias aéreas centrais e não é capaz de avaliar a membrana hila e as lesões que se encontram afastadas da pleura. A hila é uma área compacta e triangular que permite a entrada dos brônquios, vasos sanguíneos e nervos no pulmão.

A ecografia pulmonar pode acrescentar informação à radiografia torácica e complementar as abordagens clínicas. Infelizmente, existem poucos estudos nesta área, de tal forma que menos de 10% dos artigos relacionados com a ecografia pulmonar foram publicados em revistas de radiologia nos últimos 10 anos.

Limitações diagnósticas na ecografia pulmonar de crianças e bebés

Nas crianças pequenas com uma estrutura pulmonar imatura, a atelectasia, que significa que uma parte do pulmão ou todo ele encolhe, ocorre muito rapidamente. Este fenómeno não é bem visível na ecografia pulmonar, sendo frequentemente visível em imagens de TAC ou RMN sob anestesia. No entanto, a ecografia pulmonar pode detetar melhor as lesões pulmonares periféricas do que a radiografia torácica. A ecografia não é capaz de examinar as áreas mais profundas do pulmão. Por conseguinte, é pouco provável que a pneumonia central, periférica ou difusa seja diagnosticada com a ecografia pulmonar. Nas crianças mais velhas, a omoplata pode obstruir a visualização de todas as áreas pulmonares dos membros superiores.

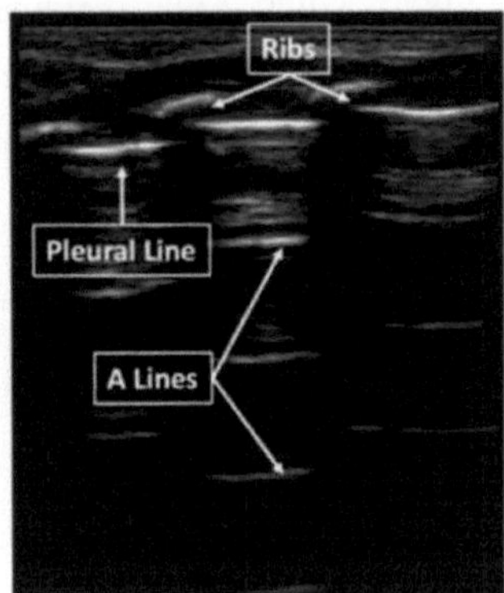

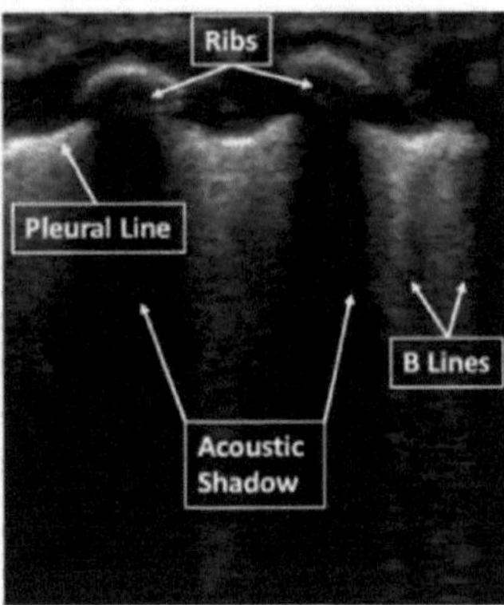

Figura 37. Ultrassom do pulmão na Unidade de Terapia Intensiva Neonatal

Além disso, os vasos mais profundos e a posição da traqueia não podem ser avaliados de forma consistente ou adequada por ultra-sons. Existe a possibilidade de aplicar a opinião pessoal na ecografia. Normalmente, os médicos não publicam todos os erros de diagnóstico da ecografia. Por exemplo, o diagnóstico diferencial de uma infeção testicular (epididimite) em relação a uma torção testicular ou de um pneumotórax em relação a um enfisema não é publicado. Todos estes aspectos devem ser tidos em conta quando se realiza uma ecografia torácica ou pulmonar e se interpretam as suas imagens. É difícil afirmar que a ecografia pulmonar pode substituir a radiografia torácica ou a TAC em todos os casos. No entanto, a ecografia pulmonar pode potencialmente reduzir o número de radiografias torácicas.

Isto ajuda a avaliar a gestão da terapia ou outras técnicas de imagiologia complementares. Através da realização de estudos mais exactos e imparciais com elevado poder estatístico, é possível ajudar a tomar decisões eficazes na escolha de métodos de diagnóstico e tratamento.

Quais são os sintomas de problemas pulmonares nas crianças?

1- **Falta de ar:** Um dos sintomas mais comuns dos problemas e perturbações dos pulmões é a falta de ar, que afecta muito a pessoa.

2- **Dor no peito:** Outro sintoma das doenças pulmonares é o facto de uma pessoa ou uma criança sentir uma dor profunda no peito ao inspirar e expirar.

3- **Dor e descoloração na zona da perna:** por vezes, observa-se que a superfície da perna da criança está vermelha, o que é de levar a sério. Porque pode ser sinal de um coágulo de sangue na perna, que, como sabe, também pode sair do sítio.

4- **Tosse forte:** Por vezes, a criança tem tosse forte e, ao mesmo tempo, sente falta de ar

Como realizar a ecografia pulmonar

De acordo com o protocolo Blue, quatro pontos de cada hemitórax são examinados por ultrassom. O suporte é mantido perpendicular ao tórax como uma caneta e o seu marcador é colocado na direção da cabeça para as imagens sagitais. Por conseguinte, na interpretação das imagens de ecografia torácica, o lado esquerdo das imagens sagitais no ecrã corresponde ao lado superior. Quando se vê o diafragma, a parte esquerda do diafragma está relacionada com o tórax e a parte direita com o subdiafragma. Em pessoas normais e saudáveis, a combinação de sinais de deslizamento do pulmão e uma linha indica uma ventilação normal do pulmão, e esta condição é visível em todas as partes do tórax.

Devido ao efeito da gravidade sobre o líquido no interior do tórax, o aspeto do líquido pleural depende da posição do doente. O derrame pleural pode ser visto como uma banda não ecogénica ou hiperecogénica na parte inferior do tórax e ao examinar os quadrantes superiores esquerdo e direito.

Três pontos essenciais que deve seguir em caso de envolvimento pulmonar da criança

- Mantenha o seu filho afastado de produtos químicos com cheiros fortes. Porque não se deve irritar os pulmões com qualquer substância. Porque a sensibilidade deste órgão aumenta durante a doença. Não utilize insecticidas nem ambientadores perfumados em casa.

- Não utilizar arbitrariamente medicamentos corticosteróides para tratamento. Uma vez que os medicamentos utilizados nas crianças são diferentes e também devido à diminuição do sistema imunitário do organismo, devem ser tomados mediante receita médica.
- Não deixar o cheiro de alimentos fritos no ambiente onde a criança se encontra.
  Porque a excitabilidade dos pulmões é elevada nesta altura.

Infeção pulmonar em crianças

Uma das causas mais comuns de morte nas crianças é a infeção pulmonar. Caros pais, devem prestar atenção aos problemas ou dores respiratórias dos seus filhos, mesmo que sejam ligeiros, e não os ignorar facilmente. Quando o pulmão é infetado, os dois lados do pulmão ficam inflamados, o que torna a respiração da criança muito difícil. As infecções nos pulmões podem ocorrer devido a agentes fúngicos ou bacterianos.

Além disso, por vezes, devido a substâncias alergénicas, esta condição torna-se uma doença grave. Caros pais, se aparecer algum dos sintomas mencionados no texto do artigo, devem dirigir-se imediatamente ao centro de ultra-sons mais especializado e realizar uma ecografia pulmonar. De facto, a ecografia pulmonar mostra qualquer doença nesta parte do corpo e revela o envolvimento dos pulmões, pelo que os medicamentos são prescritos com base nisso.

Casos suspeitos na ecografia pulmonar

Em relação ao diafragma, o movimento anormal ou a falta de movimento do diafragma durante o esforço respiratório simultâneo sugere lesão. O movimento de deslizamento da pleura visceral sobre a pleura parietal, que se observa em indivíduos normais, está ausente no pneumotórax.

Numa pessoa normal, o artefacto de reflexão frequente do som observa-se habitualmente atrás da junção visceral-parietal e observam-se linhas com a mesma distância, que diminuem gradualmente em termos de ecogenicidade. Este modo representa a reflexão repetida do som que atinge a interface pleuro-visceral e o ar do pulmão e que regressa ao propulsor e dá origem a ecos repetidos com espaçamento uniforme. Estas linhas são designadas por linhas A. Em vez disso, podem ser criados artefactos de reflexão repetida, como o pneumotórax e a cauda de cometa vertical, ou artefactos de linha B. Este artefacto tem origem na linha pleural e tem limites definidos.

Quais são os sinais de problemas pulmonares nas crianças?

Como dissemos no início, a presença de qualquer problema nos pulmões das crianças acarreta numerosos sinais e sintomas, os mais importantes dos quais serão mencionados a seguir:

1- **Dor na zona do peito:** Ter doenças pulmonares numa pessoa é um dos sinais de ter dor na zona do peito, o que faz com que uma pessoa sinta dor nesta zona ao respirar ou mesmo ao expirar.

2- **Falta de ar:** Ter este problema em crianças pode ser muito incómodo e é considerado uma das doenças mais comuns em crianças.

3- **Tosse frequente:** Por vezes, as crianças têm falta de ar devido a tosse intensa ou frequente.

4- **Descoloração das pernas:** Se vir uma ligeira mudança de cor vermelha na superfície dos pés do seu filho, não se esqueça de levar este assunto a sério, porque uma das possibilidades pode ser a formação de coágulos sanguíneos nas pernas e a possibilidade de movimento das mesmas.

A utilização mais importante da ecografia pulmonar em crianças

Entre as utilizações mais importantes da ultrassonografia pulmonar em crianças, mencionam-se as seguintes:

- ✓ Apneia do sono

- ✓ Perturbações do fluxo sanguíneo, como a embolia pulmonar.
- ✓ Infecções pulmonares como a tuberculose, abcesso pulmonar.
- ✓ Insuficiência respiratória.
- ✓ Inchaços malignos dos pulmões e do sistema respiratório.

Pode proteger o seu filho de problemas pulmonares?

Ao seguir todos os pontos abaixo, pode proteger-se de quaisquer problemas pulmonares.

São os seguintes:

- ✓ Tenha em atenção que nunca deve expor o seu filho a tecidos felpudos ou peludos.
- ✓ Não coloque o seu filho em ambientes contaminados.
- ✓ Evitar a exposição a aquecedores ou lareiras de madeira.
- ✓ Evitar a exposição a cigarros.

Quais são as limitações da ecografia pulmonar em crianças?

Em resposta a esta pergunta, devemos salientar que as crianças que têm as seguintes condições, a realização de ultrassom pulmonar para eles vem com limitações:

- ✓ Se a criança tiver pulmões muito pequenos e imaturos, ocorrerá atelectasia (colapso de uma parte do pulmão ou de todo o pulmão), que é observada através de uma ecografia pulmonar, que é uma das formas de observar através de uma TAC ou de uma RMN. É a AR.
- ✓ Note-se que, ao realizar esta ecografia, as zonas profundas do pulmão são totalmente examinadas. Além disso, quando a criança é mais velha, o osso da palma da mão pode criar um obstáculo à visualização do membro superior. Além disso, os

vasos são mais profundos e o pulmão não pode ser examinado continuamente.

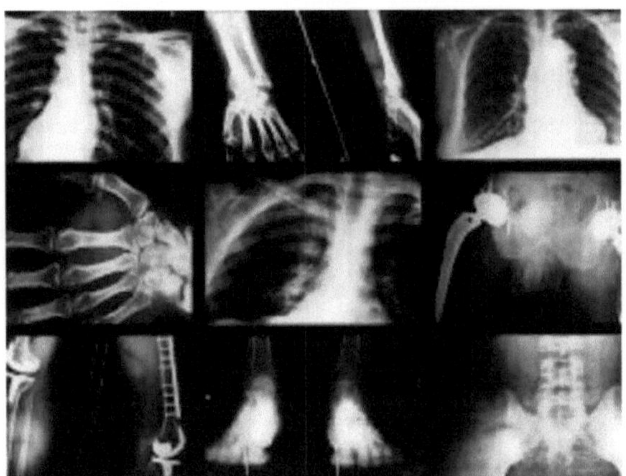

Figura 38. Localizador de dor: Onde é que dói?

Capítulo 5: Radioterapia no tratamento do osteossarcoma

Radioterapia de feixe externo utilizada para tratar o osteossarcoma após uma cirurgia que não removeu completamente o tumor. Se o tumor for removido cirurgicamente, a radioterapia é utilizada em vez da cirurgia. A radioterapia também é utilizada para tratar a dor e controlar os sintomas do osteossarcoma metastático ou recorrente.

Sintomas do osteossarcoma

1- **Dor nos ossos:** A dor óssea é normalmente o primeiro sintoma de cancro ósseo. A dor pode ser permanente ou transitória, mais ou menos grave, localizada ou generalizada.

2- **Inchaço local:** a criação de osteossarcoma pode levar ao aparecimento de uma massa palpável ou massa nos tecidos danificados.

3- **Fratura patológica:** em caso de osteossarcoma, o osso torna-se fraco. Em casos raros, as fracturas patológicas podem ocorrer espontaneamente ou devido a um traumatismo ligeiro.

Riscos associados ao osteossarcoma

O cancro primário dos ossos não tem uma causa específica. No entanto, os seguintes factores podem contribuir para o osteossarcoma. Cada tipo de cancro ósseo tem os seus próprios factores de risco, que incluem

- ✓ Radiação ou quimioterapia anteriores, especialmente numa idade jovem.
- ✓ Doença de Paget (doença óssea não cancerosa).
- ✓ Crescimento não canceroso (chamado osteocondroma ou condroma).
- ✓ Doenças e síndromes hereditárias, como a síndrome de Li-

Fraumeni (alterações genéticas das células frequentemente associadas ao osteossarcoma), o retinoblastoma (cancro de parte do olho) ou a síndrome de Rothmund-Thompson (uma doença rara da pele).

Prevenção do osteossarcoma

A origem do osteossarcoma é conhecida. Em geral, a prevenção do cancro baseia-se atualmente na manutenção de um estilo de vida saudável. Recomenda-se igualmente a procura de aconselhamento médico em caso de dúvida. A deteção precoce do osteossarcoma aumenta o sucesso dos tratamentos e limita o risco de complicações.

Como descobrir o osteossarcoma?

O principal sintoma do osteossarcoma é a dor, especialmente a dor que é pior à noite. A dor pode variar consoante o tamanho e a localização do tumor no osso. Outros sintomas incluem:

- ✓ Inchaço na zona onde se encontra o tumor.
- ✓ Fratura óssea.
- ✓ Dificuldade em mover a articulação na área onde o tumor está localizado.

Muitas outras causas, para além do osteossarcoma, podem explicar estes sintomas. Se algum deles for frequente e não desaparecer, consulte o seu médico. Se o seu médico tiver a certeza de que o osteossarcoma está presente, ele irá rever o seu historial de saúde, listar os seus medicamentos e analisar os seus sintomas.

Em seguida, efectuará um exame físico completo para determinar o que está a causar os sintomas. O médico pode pedir exames, como tomografia computadorizada, ultrassom e outros testes de diagnóstico, para ter certeza do osteossarcoma. Em seguida, pode ser efectuada uma cintigrafia óssea. Para este exame, o material de contraste é injetado na veia do braço e é tirada uma fotografia enquanto o material se move no corpo. Um especialista analisa depois as imagens para detetar eventuais problemas ósseos. Se os exames revelarem a presença de osteossarcoma, é provável que o médico queira efetuar uma biópsia, que consiste na remoção de uma pequena amostra de tecido com uma pequena agulha ou uma pequena incisão para ser examinada ao microscópio.

Enfermagem Ortopédica

As superfícies articulares do osso perderam o seu contacto anatómico numa condição. A articulação mais comum nos adultos é a articulação do ombro, porque seguram a mão quando caem. As luxações traumáticas são emergências ortopédicas porque, com perturbações articulares graves, os vasos sanguíneos e os nervos ficam entrelaçados e, se não forem tratados, pode ocorrer necrose vascular e paralisia dos nervos.

Shoulder Dislocations:
Anterior and Posterior

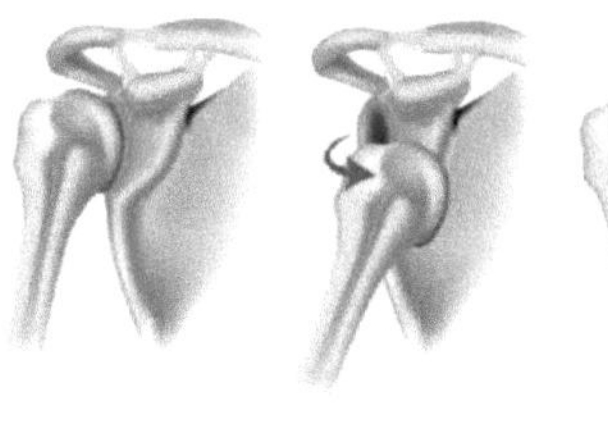

Normal anatomy | Anterior dislocation | Posterior dislocation

Figura 39. Deslocação do ombro

A) Sinais e sintomas de deslocação da articulação: incluem dor, alteração do eixo da articulação, inchaço à volta ou por baixo da articulação, alteração do comprimento do membro, redução do movimento normal e alteração do eixo dos ossos deslocados. A articulação lesionada é primeiro imobilizada e depois a luxação é imediatamente substituída. Após a colocação da condição neurovascular, especialmente o frio e a palidez do órgão são controlados. Para manter a posição fixa da articulação, esta é imobilizada com ligaduras, talas e gessos de tração. A tala é normalmente utilizada durante 4-6 semanas.

Lesões desportivas

A) Entorses: Ocorrem normalmente nos dedos dos pés, tornozelos e joelhos e as entorses na perna são a causa de mais de 25% das lesões desportivas. Os jogadores de ténis sofrem frequentemente de distensões musculares nas pernas. Os futebolistas sofrem normalmente de distensão do quadríceps. Os nadadores, halterofilistas e jogadores de ténis também sofrem frequentemente de distensões do ombro.

A tendinite epicondilar ou cotovelo de tenista pode ocorrer em qualquer atividade que exija a utilização de extensões ou flexores do pulso. Os corredores e ginastas desenvolvem tendinite de Aquiles e os jogadores de basquetebol desenvolvem tendinite infrapatelar. Os patinadores e os ciclistas sofrem uma fratura do pulso quando caem com tração excessiva; os bailarinos de ballet e de camionetas podem sofrer fracturas dos metatarsos. Nos traumatismos ósseos recorrentes, as fracturas por compressão ocorrem devido a actividades como os saltos, a ginástica, o basquetebol e o exercício aeróbico.

A tíbia, o perónio e os metatarsos são os ossos mais susceptíveis. Os patinadores são mais propensos a fracturas de compressão das costelas e os jogadores de basebol e de ténis são mais propensos a fracturas de compressão dos membros superiores.

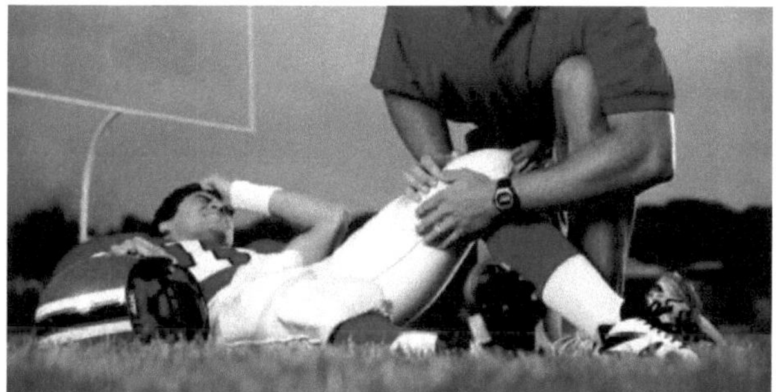

Figura 40. Lesões desportivas

Rutura da braçadeira de rotação

A coifa dos rotadores é composta pelos músculos e tendões do subescapular, supra-espinhoso, espinhoso inferior e nervo ciático. Os movimentos iniciais destes músculos são a abdução, a rotação externa, a estabilidade da articulação e uma pequena rotação interna. Na maioria dos casos, deve-se a actividades repetitivas de arremesso com movimentos sobre a cabeça. O doente com esta complicação tem dores nocturnas, perturbações do sono e não consegue levantar a mão para cima. A articulação acromioclavicular é sensível e pode haver criptose ao toque. O doente tem dor durante a rotação externa e a abdução. **A)**

Tratamento: inclui o uso de AINEs, gelo, imobilização da articulação, exercícios adequados à amplitude de movimento e cirurgia. Após a operação, o ombro fica imóvel durante vários dias. A tala é utilizada durante 3-4 semanas.

Lesão dos ligamentos laterais internos e externos do joelho

Esta lesão ocorre quando o pé está fixo e direito e, ao mesmo tempo, o joelho bate. O doente apresenta-se com dor, instabilidade articular e incapacidade de andar.

A) Tratamento: RICE, aspiração do líquido articular (em caso de hematoma) e cirurgia, se necessário (6-8 semanas após a cirurgia para imobilizar a perna).

A) Lesões dos ligamentos cruzados anterior e posterior do joelho

B) Estes ligamentos estabilizam os movimentos para a frente e para trás do fémur e dos ossos grandes e são danificados quando uma pessoa roda o tronco e o fémur sobre um joelho que está permanentemente em posição de hiperextensão. A principal função do LCA (ligamento cruzado anterior) é impedir a deslocação anterior da tíbia, a hiperextensão e a rotação interna excessiva da articulação do joelho. A principal queixa dos doentes é geralmente a menção de deslocação do joelho, inchaço e dor intensa. Normalmente, 42 horas após a lesão, o LCA rompe-se e a articulação começa a acumular líquido e derrame. A rutura dos vasos sanguíneos também provoca hemartrose.

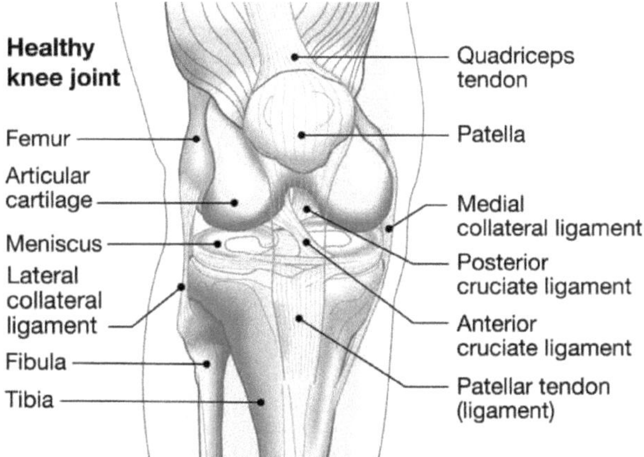

Figura 41. Articulação do joelho saudável

C) Diagnóstico: Para o diagnóstico, são realizados os testes de gaveta, de Luckman e de tração anterior, bem como a ressonância magnética e a artroscopia.

D) Tratamento: inclui RICE e, se necessário, drenagem do hematoma para a articulação e, em seguida, uma ligadura de pressão com uma banda elástica e cirurgia. Após a cirurgia, o doente é convidado a fazer exercícios relacionados com os quadricípites, os isquiotibiais e os tornozelos, e a usar uma cinta ou um imobilizador do joelho. A reabilitação pós-operatória dura geralmente 6 a 12 semanas.

Lesões do menisco

No joelho, existem duas cartilagens em forma de meia-lua (meniscos) que se fixam aos bordos da superfície articular da tíbia e actuam como amortecedores do joelho. Durante acidentes com actividades desportivas, a cartilagem pode ser rasgada ou arrancada da sua ligação à tíbia devido à rotação do joelho ou a agachamentos repetidos. Devido a estas lesões, um pedaço de cartilagem permanece livremente no interior da articulação do joelho, podendo deslizar entre a tíbia e o fémur, impedindo a abertura total da articulação do joelho. Se esta complicação ocorrer durante a marcha ou a corrida, o doente refere-a normalmente como escorregar e esvaziar-se debaixo dos pés. Se esta cartilagem estiver danificada, o pé não será capaz de efetuar uma extensão completa. O cliente ouve um estalido quando sobe as escadas. O bloqueio da articulação do joelho é outra queixa comum. Podem também ocorrer dores e inchaço nas articulações. A integridade da cartilagem fixada na parte anterior e posterior do joelho e a rutura da sua parte lateral (rutura da pega do balde) fazem com que o retalho de cartilagem seja empurrado entre os côndilos e impeça a extensão ou flexão do joelho.

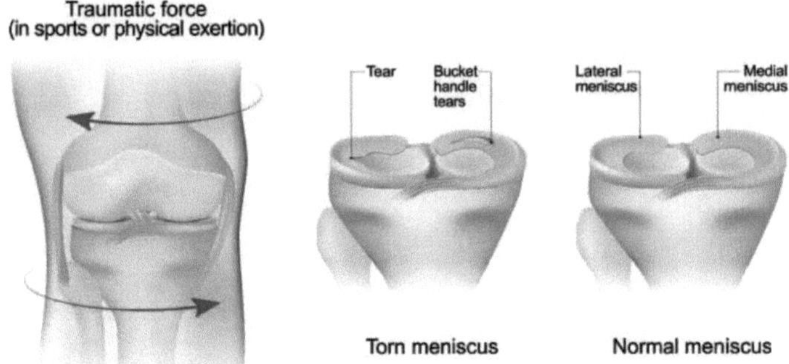

Figura 42. Lesão do menisco no joelho

A) Tratamento: Imobilização do joelho, utilização de muletas, AINEs, cirurgia para remover a cartilagem danificada, após a cirurgia, é utilizada uma ligadura de compressão. Também se imobiliza o joelho com uma tala.

B) Complicações: A complicação mais comum das lesões do menisco é o derrame (acumulação de líquido) no interior da articulação do joelho, que provoca dor. Por esta razão, o médico pulveriza líquido intra-articular. Os doentes devem aprender a fazer exercícios para o quadríceps e para o joelho. Se a artroscopia for realizada por via artroscópica, as actividades diárias serão retomadas após 1-2 dias e dentro de algumas semanas.

Rutura do tendão de Aquiles

Esta condição ocorre quando os músculos da parte de trás da perna se contraem subitamente enquanto o pé está firmemente preso ao chão. O doente sente uma dor aguda e já não consegue fazer a flexão plantar. A cirurgia é efectuada imediatamente e, em seguida, é utilizado um gesso ou uma cinta para imobilizar a articulação. Em vez de cirurgia, o gesso é utilizado na posição de flexão plantar durante 6-8 semanas.

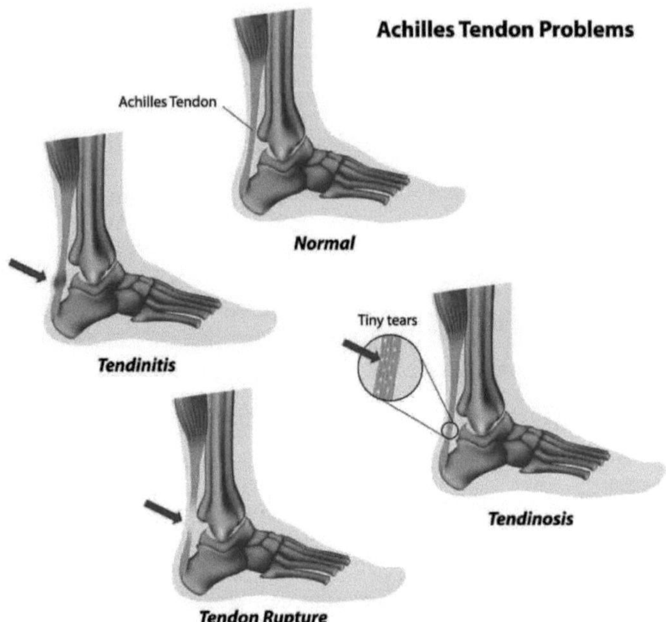

Figura 43. Lesões do tendão de Aquiles

Fracturas

Tipos de fracturas:

Fratura completa: Trata-se de uma fratura transversal do osso, ou seja, a fratura atravessou toda a largura do osso e é geralmente acompanhada de deslocamento.

A2) Fratura Incompleta: cobre apenas parte da largura do osso. As fracturas incompletas mais comuns são:

- ✓ Fratura da plântula: Nesta fratura, um lado do osso está partido e o outro lado está dobrado.
- ✓ Fratura em Touro: O córtex é quebrado e colapsado num anel

, formando um laço fechado proeminente à volta do osso.

- ✓ Fracturas de stress: Microfracturas ou fracturas da mão que ocorrem principalmente devido ao transporte repetido de carga excessiva.
- ✓ Fratura transcondral: A superfície da cartilagem articular separa-se do corpo principal do osso.

Fratura cominutiva: Uma fratura em que o osso se divide em várias partes.

Fratura fechada: A pele no local da fratura é saudável.

Fratura aberta: É um tipo de fratura composta. A pele e as membranas mucosas do osso fracturado estão danificadas, o que significa que a cabeça do osso fracturado é visível a partir da pele e tem três graus:

- ✓ Grau I: A ferida está limpa e tem menos de um centímetro de comprimento.
- ✓ Grau II: A ferida é maior, mas não há danos nos tecidos moles.
- ✓ Grau III: A ferida está infetada, há danos graves nos tecidos moles e é o tipo mais grave de fratura.

Fracturas por compressão: As fracturas por compressão estão associadas à compressão, à sobreposição do osso e são observadas principalmente nas fracturas vertebrais.

Deprimido: Os fragmentos ósseos estão afundados para dentro. É sobretudo observada nas fracturas do crânio e da face.

Avulsão: A remoção de um pedaço de osso por um ligamento ou tendão da sua articulação.

Oblíqua: A linha de fratura com o eixo longitudinal do osso tem um ângulo de 45 e é mais instável do que o tipo transversal.

Espiral: A linha de fratura gira em torno do tronco do osso.

Extracapsular: A fratura está próxima da articulação, mas permanece fora da cápsula articular.

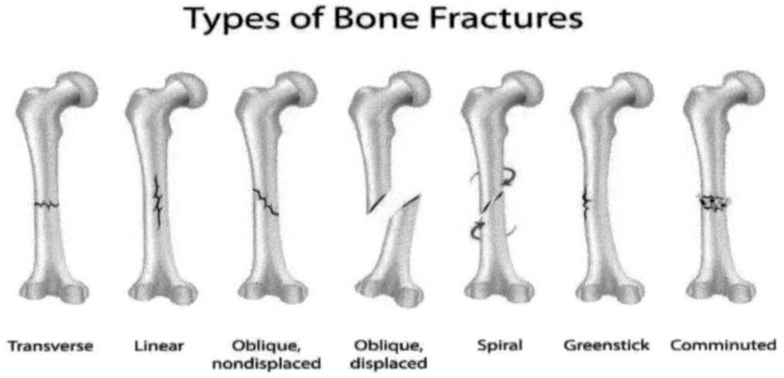

Figura 44. Tipos de fratura óssea

Manifestações da fratura: A dor da fratura é persistente e aumenta até que as partes fracturadas sejam imobilizadas. O espasmo muscular associado a uma fratura é uma imobilização natural que começa 20 minutos após a fratura para minimizar a deslocação do osso. Outros sintomas incluem a perda de função do membro, deformidade, encurtamento do membro em fracturas dos ossos longos devido à contração dos músculos superiores e inferiores no local da fratura e a colocação de peças partidas umas sobre as outras. Além disso, quando o membro é examinado à mão, sente-se uma sensação de fraqueza devido à fricção das peças partidas entre si. O exame para verificar a existência de criptos é perigoso e pode causar danos nos tecidos, pelo que deve ser evitado.

C) Tratamento: Para imobilizar o membro partido, que é o primeiro passo numa fratura, uma articulação superior e uma articulação inferior do membro partido são colocadas no atelier e imobilizadas. Nas fracturas expostas, a ferida é coberta com um penso limpo e esterilizado. Não se deve tentar reparar a fratura. Isto só é feito por um médico e com o consentimento escrito do doente e a injeção de analgésicos. A maioria das fracturas é reparada por manipulação e tração manual. Colocar as extremidades das peças da fratura na posição correta e opostas uma à outra e, em seguida, colocar o membro na posição desejada dentro da tala ou gesso. A radiografia é então utilizada para confirmar a colocação correta. A tração é utilizada para colocar eficazmente a fratura e imobilizá-la. No método de deslocação aberta, as partes partidas são deslocadas cirurgicamente e são utilizados pinos ou hastes. Depois de a fratura estar no lugar, as peças partidas são imobilizadas até sararem. A fixação pode ser interna ou externa.

C1) Fixação interna: Parafusos, placas, pinos, fios ou hastes aplicados diretamente no osso para manter a ordem das partes da fratura.

C2) Fixação externa: ligadura, gesso, tala, tração em que, dependendo do estado do doente e da opinião do médico, são utilizados instrumentos de fixação externa para imobilizar o fragmento da fratura. Pode controlar o inchaço mantendo o membro mais elevado e utilizando sacos de gelo. O estado neurovascular do membro é controlado e o doente é encorajado a realizar exercícios isométricos.

Nos doentes com fracturas fechadas, encorajamos o cliente a retomar a atividade anterior o mais rapidamente possível. Nas fracturas expostas, existe o risco de osteomielite, tétano e gangrena gasosa, e o objetivo do tratamento é prevenir a infeção da ferida, dos tecidos moles e do osso.

A enfermeira prescreve a profilaxia do tétano. A lavagem e o desbridamento da ferida são efectuados regularmente. Se necessário, são prescritos antibióticos. Na fratura, a abertura inicial da ferida é retardada, as feridas muito infectadas permanecem abertas sem suturas, e uma gaze esterilizada é colocada sobre elas apenas para controlar o edema e a drenagem da ferida. Quando não se identifica nenhuma infeção, a ferida fecha-se em 7-5 dias e a pele com um enxerto de retalho cobre todos os espaços mortos. São necessárias cerca de 4-8 horas para que o enxerto ósseo preencha o defeito no osso e estimule o processo de cicatrização.

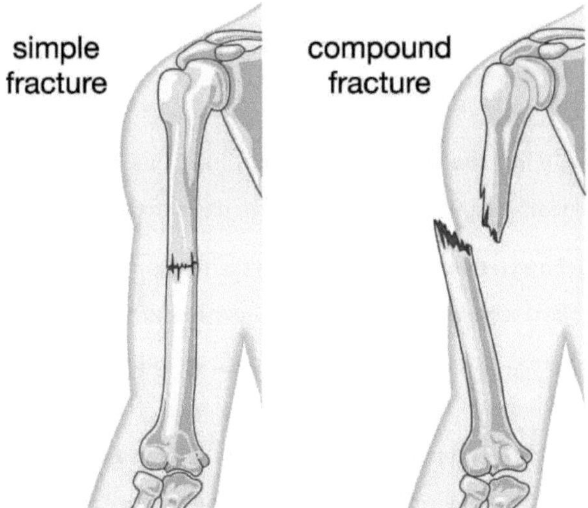

Figura 45. Fratura completa

Factores que afectam a consolidação das fracturas

- ✓ Imobilidade das peças partidas.
- ✓ O contacto entre as peças ósseas deve ser máximo.
- ✓ Fluxo sanguíneo adequado.

- ✓ Nutrição.
- ✓ Exercício e suporte de peso para ossos longos.
- ✓ Hormonas, incluindo a hormona do crescimento (GH), a tiroide, a calcitonina, a vitamina D e os esteróides anabolizantes.
- ✓ Potencial elétrico do local da fratura.

Complicações da fratura

Primárias: choque, embolia gorda, síndrome compartimental, tromboembolismo, infeção retardada e DIC, cicatrização óssea retardada, não união, necrose ossicular, reação a dispositivos de fixação externa, distrofia simpática reflexa e ificação heterotrófica.

Choque (hipovolémico ou traumático): ocorre quando há uma hemorragia grave (devido à rutura das artérias de um osso partido). Nas fracturas da bacia e da coxa, há muitas hemorragias.

Síndrome de embolia gorda (FES): As células gordas podem ser libertadas devido à pressão exercida sobre a medula óssea ou a um aumento da quantidade de catecolaminas devido ao stress do doente, à reação da maçã ao movimento dos ácidos gordos e à formação de células gordas na corrente sanguínea. A embolia gorda é mais frequente em homens jovens após fracturas de ossos longos e constitui uma situação de risco de vida. A pélvis, as costelas, o esterno, a coluna vertebral e a clavícula são outros locais onde as fracturas aumentam o risco de desenvolver esta síndrome. A artroplastia completa das articulações também expõe o doente a esta síndrome. Os sintomas começam rapidamente e geralmente aparecem nas primeiras 22-24 horas após a lesão, mas podem ocorrer até uma semana após a lesão. Os sintomas incluem hipoxia, taquipneia, taquicardia e dificuldade respiratória, e PC, tosse, expetoração branca e espessa. As radiografias do tórax são flocos de neve e existe a possibilidade de edema respiratório e síndroma de dificuldade respiratória, diminuição do nível de consciência, delírio e coma. As alterações da personalidade, a inquietação, a irritabilidade ou a confusão num doente com uma fratura são indicações para o controlo imediato dos gases no sangue arterial. No caso de uma embolia sistémica, o doente fica pálido. Os hematomas encontram-se nas membranas mucosas das bochechas e da conjuntiva, no palato duro, no fundo do olho e acima do peito e na parte anterior das pregas axilares. Quando a ampola chega aos rins, a gordura livre aparece na urina, podendo ocorrer refluxo tubular agudo e insuficiência renal.

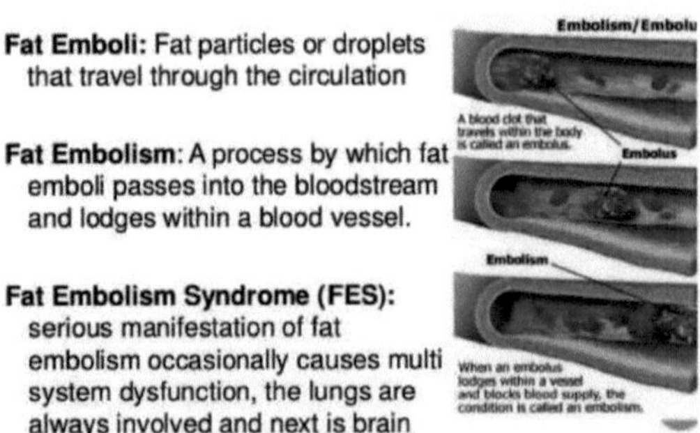

Figura 46. Síndrome de embolia gorda

Tromboembolismo: Os doentes com fracturas dos membros inferiores e da pélvis correm um maior risco de tromboembolismo.

Soldadura ineficaz (má soldadura): ocorre quando as partes da fratura estão na direção errada devido à tensão muscular desigual e à gravidade do solo. Isto pode ocorrer se o doente suportar o peso sobre o membro afetado em vez de sobre o dispositivo médico, ou se o dispositivo locomotor utilizado no local da fratura antes da cicatrização adequada. A manifestação inicial da deformidade é o custo do órgão envolvido. O diagnóstico é confirmado por radiografia. Se o período de recuperação diagnosticado, é corrigido cirurgicamente. A prevenção desta complicação é conseguida através da colocação correta da fratura de imobilidade e da garantia de que o doente compreende a importância de fissurar ou alterar a condição. O atraso na soldadura deve-se principalmente à compressão das partes fracturadas ou a factores sistémicos como a infeção.

Se o doente se queixar de um aumento persistente da dor e da sensibilidade para além do período de recuperação previsto com base no grau de traumatismo (1-3 anos), suspeita-se de cicatrização tardia.

E6) Não cicatrização: Detectada quando a fratura não cicatrizou 4-6 meses após a lesão inicial e a cicatrização espontânea é improvável. É causada principalmente por uma irrigação sanguínea insuficiente e por uma tensão repetitiva e descontrolada no local da fratura. A fixação interna inadequada com infeção da ferida após a fixação interna também pode ser uma causa. As radiografias sem soldadura mostram uma distância relativamente pequena entre as partes da fratura. Uma ponte de tecido mole e tecido fibroso cobre o espaço. Uma vez diagnosticada, a estimulação eléctrica do osso tratado com uma combinação destes métodos por fixação interna ou externa do osso. O doente foi instruído no sentido de proibir o aumento de peso durante 6-8 semanas quando se utiliza a estimulação eléctrica do osso.

Síndrome de dor em áreas complexas (SDCR) ou Síndrome de distrofia do reflexo simpático (DSR): Um problema doloroso e pouco frequente no sistema nervoso simpático que se manifesta normalmente após um traumatismo do membro e é mais comum nas mulheres. A origem pode ser a dor, o medo ou a ansiedade do doente. As manifestações clínicas da DSR incluem dor intensa em queimadura, edema local, hiperestesia, espasmo muscular, atrofia, rigidez e diminuição do movimento articular, alterações vasomotoras na pele.

Medidas necessárias para prevenir e tratar a embolia gorda:

- ✓ Imobilizar o bule de chá fracturado.
- ✓ Reduzir a manipulação de fracturas e apoiar os ossos partidos.
- ✓ Equilíbrio hídrico e eletrolítico apoiado imediatamente por suporte respiratório, uma vez que a insuficiência respiratória e a SDRA são as causas mais comuns de morte na embolia gorda. Os corticosteróides são por vezes utilizados para tratar o edema cerebral.
- ✓ Uma vez que a embolia gorda é uma das principais causas de morte em doentes com fracturas, o enfermeiro deve prestar apoio respiratório ao observar os sintomas.

Fracturas de certas zonas

Fratura da garra: É causada por uma queda sobre o ombro com um golpe direto. Esta fratura ocorre geralmente no interior da clavícula e demora 6 semanas a sarar. O tamanho pode ser utilizado. Quando se utiliza esta ligadura para evitar lesões por compressão do plexo braquial e da artéria axilar, a cavidade axilar é coberta com vibrium com almofadas de termo. O pendente utilizado para apoiar o braço e aliviar a dor, e não deve levantar a mão acima do nível do ombro até que os ossos estejam juntos, mas pode começar os exercícios para o cotovelo, pulso e dedos mais cedo. A atividade intensa é limitada a 3 meses. A lesão dos nervos do plexo braquial, das veias e artérias axilares e a desnutrição são complicações desta fratura.

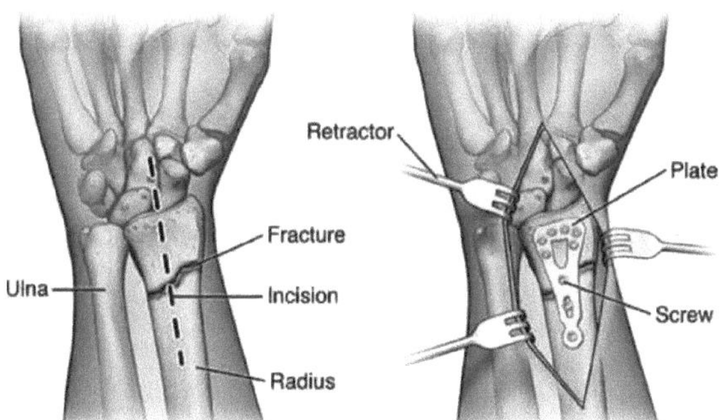

Figura 47. Fracturas

B) Fracturas do úmero: A maioria destas fracturas não são deslocáveis e não necessitam de ser substituídas. Para apoiar e imobilizar o braço, este é pendurado no pescoço com um pano e fita adesiva e atado ao tronco. Para absorver a humidade e evitar a rutura da pele, são colocadas almofadas macias ou vibradores nas axilas do doente. A articulação do ombro contrai-se devido à não utilização e a sua amplitude de movimentos é limitada, pelo que o doente deve iniciar os exercícios de pêndulo do ombro o mais rapidamente possível. Estas fracturas demoram cerca de 6 a 10 semanas a sarar, após o que não se deve fazer exercício físico intenso, como ténis, durante 4 semanas. A dor ligeira, a rigidez e a limitação da amplitude de movimentos da articulação do ombro podem durar 6 meses ou mais.

Fratura do tronco do úmero: A flacidez do pulso indica uma lesão do nervo radial. Inicialmente, utilizam-se talas almofadadas e ligaduras para imobilizar o braço e, para o apoiar, coloca-se o braço numa posição de 90 graus com o cotovelo dobrado. São tratadas fracturas expostas ou fixadores externos. Se houver paralisia dos nervos, destruição dos vasos sanguíneos e fratura dos ossos, recorre-se à cirurgia e à fixação interna. Outra forma de tratar as fracturas do tronco é utilizar uma cinta. Os exercícios de pêndulo começam a proporcionar movimentos activos do ombro, conforme prescrito. Estes exercícios evitam a aderência da cápsula articular do ombro. Exercícios isométricos prescritos para evitar a atrofia muscular, de modo a que se forme um calo significativo no local da fratura e a cinta seja retirada após cerca de 8 semanas.

Fratura do cotovelo: A complicação mais perigosa da fratura supracondiliana do úmero é a contratura isquémica de Welkman, que resulta do inchaço da cavidade do cotovelo ou da lesão da artéria braquial, e é um tipo de síndrome compartimental que se considera:
A parte distal do membro em termos de inchaço, cor da pele,

enchimento dos capilares do leito ungueal e temperatura, pulso radial, presença de uma sensação de parestesia na mão, movimento dos dedos, intensidade e caraterísticas da dor, neurovascular. Se a fratura não for deslocada, o braço é imobilizado com gesso ou tala posterior durante 4-6 semanas e pendurado no pescoço. As fracturas deslocadas são tratadas com redução aberta e fixação interna. Pode também ser necessária a reparação da artéria braquial. Os exercícios de amplitude de movimento da articulação do cotovelo começam uma semana após a fixação interna e 2 semanas após a colocação de uma forma fechada.

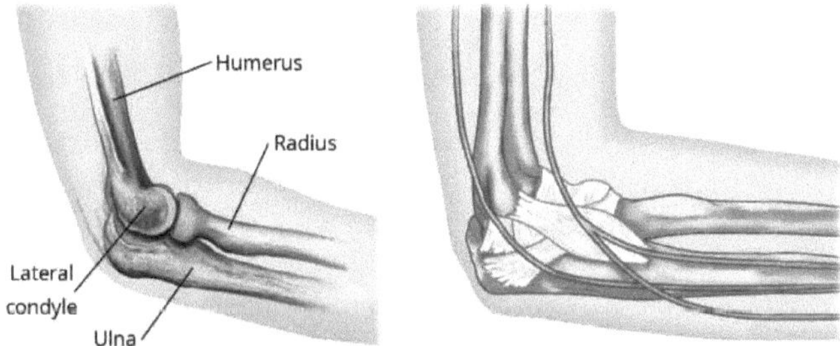

Figura 48. Fracturas do cotovelo em crianças

Fracturas da cabeça do osso do rádio: São geralmente causadas por uma queda sobre uma mão que está afastada do corpo. É suficiente usar um atelier para imobilizar as fracturas não deslocadas, e o braço movimentado até 4 semanas. Se houver deslocamento, realiza-se a fixação interna.

Fracturas do tronco ósseo do rádio: mais comuns em crianças. Se as partes não forem movimentadas, a redução é feita de forma fechada e o membro aberto e passado por um calibre longo. O membro superior mantido mais alto e o movimento ativo do ombro é importante. Estas fracturas devem permanecer imóveis durante 12 semanas. A imobilização com gesso geralmente não é recomendada para o tratamento precoce, pois o inchaço da fratura e a compressão do gesso podem causar síndrome compartimental. As fracturas deslocadas são tratadas com cirurgia aberta e fixação interna, e as fracturas abertas são tratadas com um fixador externo.

Fracturas do pulso: As fracturas do rádio são geralmente causadas por uma queda sobre a mão quando esta se inclina para trás. O tratamento consiste geralmente em ligaduras fechadas e gessos para braços curtos. Pode ser utilizada a colocação aberta e a fixação interna. Para controlar o inchaço, o pulso e o antebraço devem ser mantidos durante 48 horas após a colocação da fratura. Os movimentos activos dos dedos e do ombro devem começar imediatamente. O doente é aconselhado a manter a mão acima do nível do coração, a levar os dedos da extensão total para a flexão e, em seguida, a abrir e fazer exercícios para o ombro e o cotovelo. A função do nervo mediano é avaliada através da compressão do dedo indicador e a sua função motora é avaliada testando a capacidade do polegar para se estender até ao dedo mindinho. Se o fluxo sanguíneo e a função nervosa estiverem comprometidos, todos os pensos e ligaduras apertados são imediatamente abertos.

Fratura pélvica: Duas complicações pélvicas muito perigosas são a hemorragia e o choque. Hemorragia da superfície esponjosa das partes fracturadas das veias e artérias danificadas causadas pelas partes afiadas da fratura e, possivelmente, pela artéria ilíaca rasgada. O controlo do pulso nos membros inferiores é importante. A ausência de pulso pode indicar uma torção da artéria ilíaca ou de um dos seus ramos. Lavagem peritoneal para diagnosticar hemorragia intra-abdominal. Para reduzir mais hemorragias e o choque, o doente deve ser tocado suavemente. Nas fracturas pélvicas, o enfermeiro examina o doente para verificar se existem danos

para a bexiga, o ânus, os intestinos e outros nervos abdominais, vasculares e pélvicos. A urina do doente também é analisada para detetar hematúria. A incontinência urinária é mais provável nos homens, e é colocado um contador urinário até se determinar o estado da uretra. Se o púbis estiver partido e houver sangue na uretra, suspeita-se de uma rutura da uretra. A dor abdominal e os sintomas de peritonite sugerem danos nos intestinos e hemorragia abdominal e, por vezes, o íleo paralítico está associado a fracturas pélvicas. Os doentes com fracturas do sacro correm o risco de sofrer de ileus paralítico, e os sons intestinais dessa doença são controlados. O doente sofre de fracturas da cauda ao sentar-se e defecar. Laxantes utilizados para aliviar a dor de estar sentado numa banheira de hidromassagem para reduzir a manobra de Valsalva.

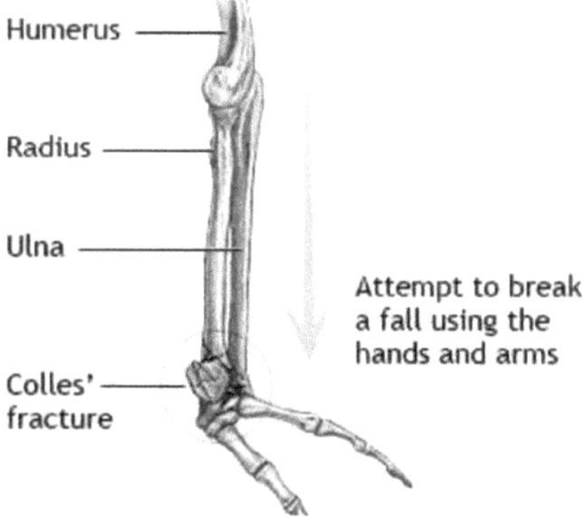

Figura 49. Fracturas do pulso de Colles

Fratura da anca: É mais frequente nos idosos, uma vez que estes têm maior probabilidade de cair. As fracturas do colo do fémur causam danos nos vasos sanguíneos da cabeça e do colo do fémur, provocando necrose. As fracturas extracapsulares, apesar de circularem bem, estão associadas a danos graves nos tecidos moles. Nos idosos, as fracturas extracapsulares estão normalmente associadas a danos graves nos tecidos moles, embora tenham um bom fluxo sanguíneo. As fracturas intertrocêntricas ocorrem frequentemente nos idosos. Devido à fratura do colo do fémur, o membro inferior é mais curto e mais próximo da linha média do corpo e roda geralmente para fora, podendo haver dor ligeira na virilha ou na superfície interna do joelho. Se o membro inferior se dobrar ligeiramente e rodar para fora, o doente sentir-se-á mais confortável. Nas fracturas extracapsulares, o membro roda mais para fora.

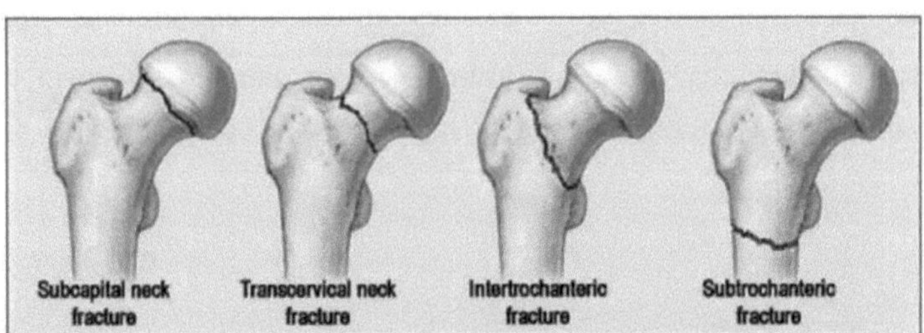

Figura 50. Três tipos principais de fracturas da anca Fratura do colo do fémur sub-capital e transcortical

Conselhos para os idosos nas fracturas da anca: O stress e a imobilidade devido ao traumatismo constituem a base para a pneumonia, a sépsis e a redução da capacidade de adaptação a outros problemas de saúde. O delírio pós-operatório ocorre em pessoas com mais de 70 anos devido a uma isquemia cerebral ligeira. O exame das pernas pode revelar a presença de edema devido a insuficiência cardíaca congestiva e falta de pulso periférico devido a aterosclerose. A ingestão adequada de líquidos e a hidratação correta dos doentes são muito importantes para prevenir o tromboembolismo e a concentração sanguínea elevada.

Tratamento: Estiramento temporário da pele (buck) utilizado para reduzir o espasmo muscular, imobilizar os membros e aliviar a dor. O objetivo do tratamento cirúrgico é fixar eficazmente a fratura para que o doente possa andar mais depressa e evitar complicações motoras secundárias.

Tratamento cirúrgico efectuado da seguinte forma:

- ✓ Colocação de fratura aberta e fixação interna.
- ✓ Substituição da cabeça da coxa e prótese.
- ✓ Encerramento.

As fracturas associadas à deslocação do colo do fémur devem ser tratadas imediatamente, e a deslocação interna e a fixação devem ser realizadas dentro de 12-24 horas após o traumatismo para reduzir as complicações da necrose vascular. Durante as primeiras 24-48 horas, o alívio da dor e a prevenção de complicações são uma prioridade. O doente deve respirar profundamente, tossir e fazer exercícios de flexão das pernas de 12 em 12 horas. São utilizadas meias elásticas. Colocando uma almofada entre as pernas do doente, o membro inferior lesionado é colocado na posição de abdução e na extensão correta, e apoiado quando rodado para o lado. Sacos de areia ou rolos de trocarte utilizados para controlar a rotação externa do pé.

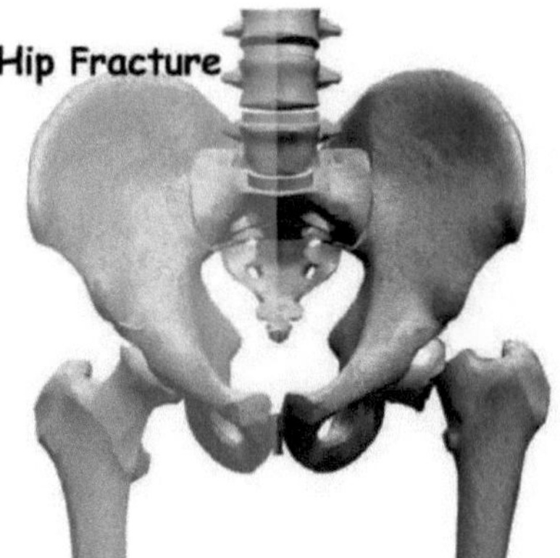

Figura 51. Fratura da anca

Para mudar a posição do doente, o enfermeiro utiliza o método padrão de colocar uma almofada entre as pernas para manter a perna afetada na posição de abdução. Se o doente tiver de se deslocar da cama para uma cadeira, deve apoiar-se nos seus pés saudáveis. Ao colocar a almofada, evita-se que a almofada exerça pressão sobre os vasos sanguíneos da zona pélvica. O doente é encorajado a fazer exercícios que fortaleçam os músculos da bexiga e dos braços. Em doentes com fracturas da anca, podem ocorrer várias complicações. A TVP é a complicação mais comum, pelo que se recomenda a realização de exercícios para as pernas, a ingestão de muitos líquidos, o uso de meias elásticas , a utilização de meias de compressão intermitente e a terapia anticoagulante. Complicações neurovasculares causadas por danos diretos nas artérias e nos nervos ou pelo aumento da pressão intra-tecido. Por conseguinte, o controlo do estado neurovascular é essencial. Se houver dor quando o tornozelo é dobrado de forma inativa, é sinal de isquemia nervosa. Para prevenir complicações pulmonares, recomenda-se a tosse e a respiração profunda, a alteração da postura e a ingestão de líquidos. A incontinência urinária é outra complicação, mas a utilização de um cateter urinário permanente não é comum devido ao risco de infeção do trato urinário. Por conseguinte, o enfermeiro deve verificar e corrigir o padrão de micção do doente. Em caso de retenção urinária, um cateter urinário é utilizado de forma intermitente. A pressão exercida pelo edema dos tecidos moles sob a fita adesiva e a imobilização aumenta o risco de rutura da pele. Cuidar da pele nas zonas de tensão, utilizar ligaduras elásticas na vertical e encorajar o doente a movimentar-se reduz esta complicação. As complicações tardias incluem infeção, não união, necrose avascular e complicações de fixação. Se o doente se queixar de dor moderada na anca e de um ligeiro aumento da VSG, suspeita-se de uma infeção da zona.

J) Fratura da diáfise do fémur: Esta fratura exige muita força e é mais provável que ocorra em acidentes ou quedas de altura. O doente choca normalmente com a perda de 2-3 unidades de sangue por hemorragia dos tecidos. Um aumento do diâmetro da coxa pode ser um sinal de hemorragia persistente. A monitorização contínua do estado neurovascular do membro é essencial. A tração da pele é utilizada para reduzir a dor e imobilizar a fratura. A tração óssea é utilizada para relaxar os músculos e colocar as peças da fratura na direção correta antes de a fratura ser aberta e fixada internamente. Nas fracturas da parte média e inferior do tronco (supracondilianas) e para evitar os riscos relacionados com a anestesia e a cirurgia, a tração óssea é utilizada durante 2-4 semanas após o alívio da dor e o inchaço do membro e, em seguida, o pé do doente é colocado num molde de gesso. Uma das complicações mais comuns após uma fratura da anca é a limitação dos movimentos do joelho. Por conseguinte, os exercícios activos e inactivos do joelho são iniciados o mais rapidamente possível.

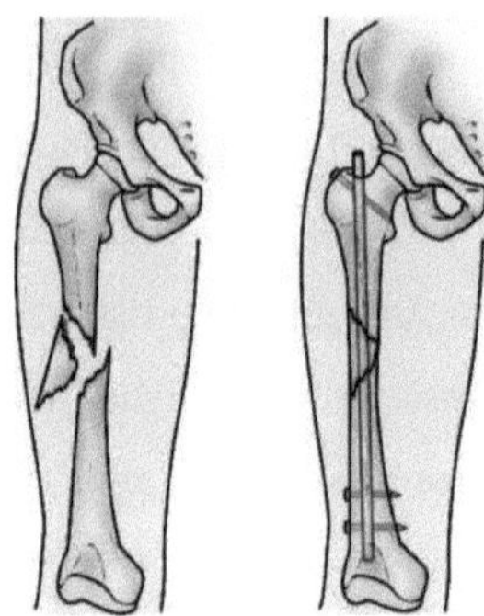

Figura 52. Fracturas da diáfise do fémur

Amputação

A amputação é a remoção de uma parte do corpo, geralmente um órgão. As causas mais comuns de amputação são a doença vascular periférica (no membro inferior) e o traumatismo (no membro superior). A amputação é efectuada no último ponto distal que cicatrizou. A localização da amputação é determinada por dois factores:

- ✓ Circulação sanguínea no membro.
- ✓ Importância do membro.

Funcionalmente, o tipo mais comum de amputação em traumatismos graves da perna é a amputação, que produz um membro indolor, durável e capaz de suportar peso. A amputação abaixo do joelho é preferida devido à importância de manter a articulação do joelho e à necessidade de energia ao caminhar em relação à amputação acima do joelho. O risco de não aceitar uma prótese numa amputação acima do joelho é maior do que abaixo do joelho. O penso de gesso duro é normalmente utilizado para aplicar uma pressão uniforme, apoiar os tecidos moles, aliviar a dor e evitar a contração do coto. Nas fases iniciais, a aplicação de peso sobre o coto e a prótese pode causar dor e desconforto ligeiros. O gesso é substituído ao fim de 10 a 14 dias, mas em caso de febre, dor intensa e afrouxamento do gesso, é necessário mudá-lo mais cedo. Uma ligadura rígida amovível é colocada sobre o penso macio para controlar o edema, evitar a contração da articulação e proteger o resto do membro de possíveis lesões. Este penso está envolvido na formação do órgão restante. A causa da contratura articular é o posicionamento e a flexão protetora com dor e desequilíbrio muscular.

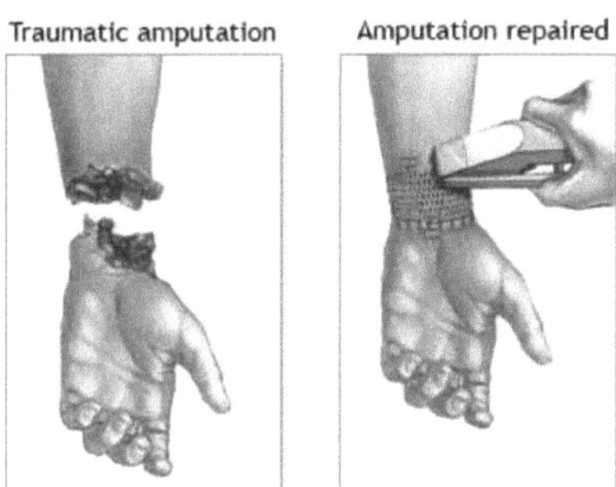

Figura 53. Amputação

Alívio da dor: A dor cirúrgica é efetivamente controlada com analgésicos narcóticos, intervenções não farmacológicas e drenagem do hematoma do pé. Os espasmos musculares também podem aumentar o desconforto do doente. Mudar a posição do doente ou colocar um saco de areia leve no membro restante para controlar o espasmo muscular pode aumentar o nível de conforto do doente e reduzir a dor.

Redução da dor imaginária: As pessoas amputadas têm normalmente dores imaginárias nos membros após a cirurgia ou após 2-3 cirurgias devido à amputação de nervos periféricos. Os nervos do pé são o tálamo e o espinotalâmico. O espinotalâmico dirige as funções motoras de rotina, como a marcha. O talassico tem dois ramos: sensorial e motor. O ramo motor é responsável pelos movimentos intencionais e o ramo sensorial é responsável pelo sentido do corpo. Após a amputação, a terminação nervosa da rede talâmica estimulada provoca uma dor imaginária. Esta situação é mais frequente nas amputações da parte superior do joelho. O doente expressa uma sensação de dor ou uma sensação invulgar, como comichão ou cãibras numa ampola que não está presente. A sensação imaginária acaba por desaparecer, mas a patogénese do fenómeno da dor imaginária é desconhecida.

O tratamento da dor imaginária é:

- ✓ Empregar o paciente no autocuidado.
- ✓ Início precoce da reabilitação do coto e dessensibilização com massagem, distração, estimulação eléctrica do nervo através da pele e ultra-sons ou anestesia local.
- ✓ Prescrição de bloqueadores que podem aliviar o vago desconforto de queimadura do paciente.
- ✓ Agentes anticonvulsivos que controlam as cãibras.

A enfermeira encoraja o doente a mover-se de um lado para o outro e a dormir de barriga para baixo para fortalecer os músculos flexores e prevenir as contracções da anca. O doente deve evitar estar sentado durante muito tempo, pois pode causar contração da flexão. Os pés devem estar próximos uns dos outros para evitar que o coto se deforme em abdução. Os exercícios de amplitude de movimento devem ser iniciados o mais cedo possível após a cirurgia.

Reforço dos músculos dos membros superiores, do tronco e do abdómen. Especialmente os músculos extensores do braço e os músculos depressores do ombro, que desempenham um papel importante na marcha com a axila. Utilizar a pega acima da cabeça para fortalecer os bíceps e fazer exercícios de natação para fortalecer os tríceps. A amputação do pé altera o centro de gravidade do corpo. Por isso, pode ser necessário praticar a mudança de postura. O primeiro passo para iniciar uma caminhada é utilizar uma linha paralela que proporcione o maior apoio e a menor pressão. Primeiro caminhar em três passos e depois em quatro passos. A deformação do coto para flexão, a não-contração do coto e a deformação da articulação da anca para a posição de abdução podem atrasar a utilização da prótese.

Por conseguinte, o enfermeiro deve ter os cuidados necessários para moldar o carimbo. O doente pressiona primeiro o carimbo sobre a almofada macia, depois sobre a almofada dura e, por fim, sobre a superfície dura. A massagem aumenta o fluxo sanguíneo vascular e acelera a cicatrização, preparando o coto para a prótese. Prevenção de complicações hemorrágicas devido ao afrouxamento da sutura é a complicação mais perigosa e precoce após a cirurgia de amputação. Em caso de hemorragia, o cirurgião avisa imediatamente usando um torniquete, dependendo da parte superior do coto. A rutura da pele é outra complicação. O coto é lavado e seco pelo menos duas vezes por dia. Para absorver o suor e evitar o contacto direto entre a pele e a cavidade protésica, o coto é normalmente coberto com meias. A meia é mudada todos os dias e deve ajustar-se perfeitamente ao tamanho da prótese para que as pregas não irritem a pele. A infeção é outra complicação comum que pode ocorrer no local da amputação ou no tamanho dos órgãos do corpo. Por isso, devem ser tomadas as medidas necessárias para a prevenir e diagnosticar corretamente.

Capítulo 6: Definição do sistema respiratório

O sistema respiratório tem duas partes, superior e inferior, que são responsáveis pela ventilação (passagem de ar do interior para o exterior e vice-versa). As vias respiratórias superiores incluem as narinas, os seios nasais, as amígdalas e os adenóides, a laringe e a traqueia, e as vias respiratórias inferiores incluem os pulmões (ramos brônquicos e alvéolos).

De cada lado do nariz, três vias aéreas separadas, chamadas tentáculos. Estes tentáculos aquecem, humedecem e filtram o ar que entra.

As secreções de muco circulam constantemente nas cavidades nasais e provocam a sua humidade. Estas secreções são segregadas pelas células caliciformes do nariz e fluem constantemente para a garganta através de corpos ciliados. Os neurotransmissores olfactivos estão localizados na membrana nasal. Os seios nasais em redor do nariz são quatro pares de cavidades ósseas constituídas por tecido epitelial e glândulas secretoras de muco que drenam as suas secreções mucosas para a cavidade nasal.

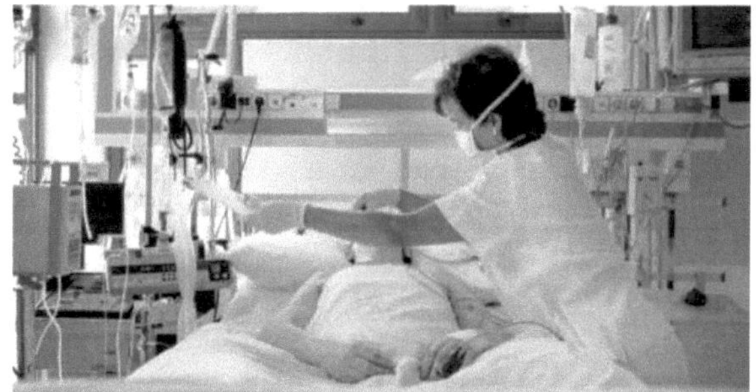

Figura 54. Cuidados intensivos

Estes seios são

- Seios frontais (testa).

- Seios etmoidais (períneo-ocular).
- Seios esfenoidais (borboleta).
- Seios maxilares (espécies).

Garganta em três partes:

- Nasofaringe (faringe).
- Orofaringe (garganta rural).
- Laringofaringe (laringe) dividida.

A laringe é constituída por 9 cartilagens:

- 3 grandes cartilagens da epiglote, tiroide, cricoide e
- 3 pequenos pares de cartilagens (aritenoide, corniculada, cuneiforme).

A função mais importante da laringe é produzir o som, sendo a sua outra função a passagem do ar do sistema superior para o inferior. Também evita a entrada de corpos estranhos, diminuindo o reflexo da tosse. A cartilagem tiroide é a maior cartilagem da laringe.

A cartilagem aritenoide, juntamente com a cartilagem tiroide, está envolvida na movimentação das cordas vocais. A traqueia tem um tecido de cartilagem em forma de C ou semi-anular, e a parte posterior, que é adjacente ao esófago, tem tecido muscular. A presença de cartilagem em forma de C, uma de frente para a outra no chip, tem esta propriedade que impede o fecho do tubo.

A fase de inalação é uma operação ativa e intensiva em energia, mas a exalação é inativa e consome muito pouca energia. As doenças respiratórias, como a doença pulmonar obstrutiva crónica (DPOC), também requerem energia para expirar. O tempo de inalação tem a ver com o tempo de respiração e o tempo de exalação tem a ver com o tempo de respiração.

O ponto em que a traqueia se divide em dois ramos, denominado carina. O brônquio direito é mais curto, mais largo e mais reto. O pulmão esquerdo tem 2 lóbulos e o pulmão direito tem 3 lóbulos. Cada lóbulo do pulmão é dividido em 2-5 segmentos por linhas provenientes da pleura. Existem 10 segmentos no pulmão direito e 8 segmentos no pulmão esquerdo. A identificação destas divisões é muito importante para efetuar a drenagem postural e é útil no tratamento. Os brônquios dividem-se em ramos mais pequenos, constituídos por tecido conjuntivo e rodeados por artérias, capilares e nervos. Estas bifurcações dividem-se em divisões mais pequenas chamadas bronquíolos, que não têm artérias e são constituídas por tecido muscular macio que também contém glândulas secretoras de muco.

No interior dos bronquíolos existem também células celíacas que, com os seus movimentos de chicote, empurram as matérias estranhas e as secreções para as vias aéreas principais; os bronquíolos terminam nos bronquíolos terminais, que já não possuem células secretoras de muco. Os bronquíolos respiratórios são os ramos subsequentes que terminam nos ductos alveolares e depois nos alvéolos.

Os alvéolos são constituídos por três tipos de células:

- ✓ **Tipo I:** Construir a parede alveolar.
- ✓ **Tipo II:** Têm atividade metabólica, segregam surfactante, previnem o colapso pulmonar e podem ser convertidos em tipo I.
- ✓ **Tipo III:** Macrófagos alveolares que fagocitam.

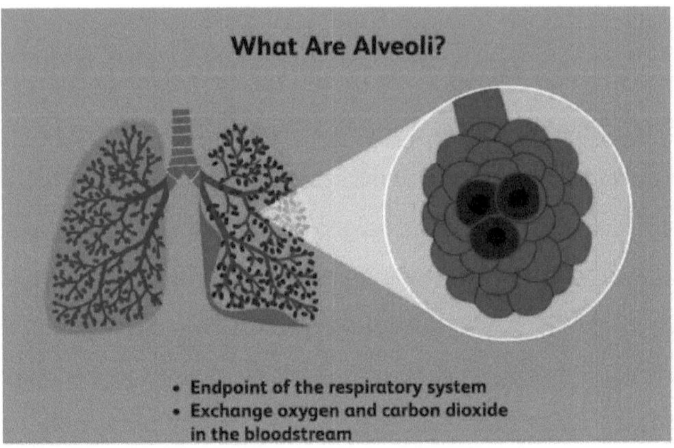

Figura 55. O que são os alvéolos?

O processo de troca de gases ocorre geralmente entre a atmosfera e o sangue (respiração externa) e entre o sangue e as células do corpo (respiração interna). Os factores que afectam o movimento do ar (entrada e saída) nos pulmões são:

- Variação da pressão do ar.
- Resistência das vias aéreas.
- Capacidade pulmonar.

Durante a inspiração (pressão torácica negativa e diminuição em relação à atmosfera) e como resultado, o ar entra no sistema respiratório e na expiração, acontece o contrário. Qualquer fator que reduza o diâmetro das vias aéreas aumenta a resistência das vias aéreas e, consequentemente, prejudica a ventilação (como a contração do músculo liso das vias aéreas na asma; o espessamento do muco brônquico na bronquite crónica; a obstrução das vias aéreas por secreção, tumor ou corpo externo; e a perda de elasticidade dos pulmões no enfisema).

Capacidade (conforto) significa o grau de conforto na expansão pulmonar e indica a relação entre o volume pulmonar e a pressão. Doenças como o enfisema, em que a estrutura elástica da parede alveolar é danificada, provocam o relaxamento dos pulmões e aumentam a complacência pulmonar. É necessária uma pressão mais baixa para obter o mesmo volume de ar durante a inalação, mas a exalação inativa é prejudicada. Por outro lado, as doenças que causam fibrose pulmonar provocam o endurecimento dos pulmões e a diminuição da absorção pulmonar.

Os pulmões apertados requerem uma pressão inspiratória elevada para atingir o volume de gás especificado. A pressão da superfície alveolar também afecta a complacência pulmonar. A secreção de surfactante pelas células alveolares reduz a tensão superficial, aumentando assim a complacência. A pleura é a membrana mucosa serosa que cobre a camada visceral, os pulmões e os espaços entre os lóbulos pulmonares. O tórax é constituído por 12 pares. Os primeiros sete pares estão ligados ao esterno por cartilagem. As três engrenagens seguintes são as falsas engrenagens ligadas pela cartilagem das costelas. As engrenagens 11 e 12 não estão ligadas ao esterno.

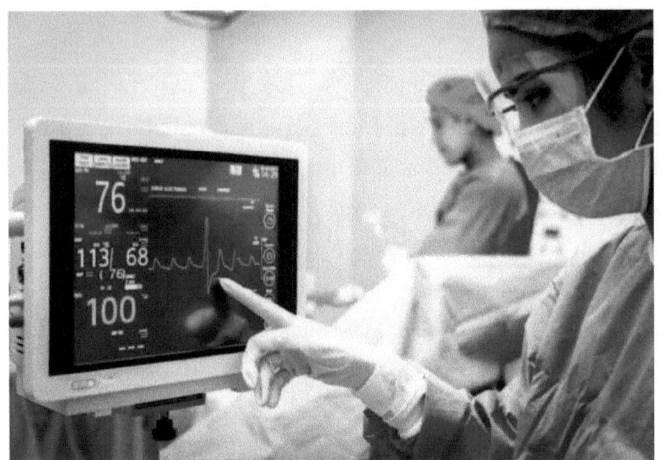

Figura 56. Análise estática e dinâmica em dispositivos médicos

O nervo que conduz ao diafragma (nervo frénico) passa pela terceira vértebra cervical, pelo que as lesões da coluna vertebral ao nível da terceira vértebra cervical e superiores prejudicam a ventilação.

A difusão é o processo pelo qual se realiza uma troca gasosa entre o oxigénio e o CO_2, para o qual existe um nível de ar e de sangue.

A perfusão pulmonar é chamada de fluxo sanguíneo pulmonar. Naturalmente, cerca de 2% do sangue que é bombeado do ventrículo direito para os pulmões consegue chegar aos capilares alveolares, provocando um desvio de sangue escuro para o ventrículo esquerdo, que regressa ao coração esquerdo sem oxigenação. As pressões sanguíneas sistólica e diastólica das artérias pulmonares são de 20-30 e 5-15 mm Hg, respetivamente. Esta baixa pressão aumenta a capacidade de absorção do sangue. Na posição de pé, a força da gravidade faz com que o ápice do pulmão tenha menos fluxo sanguíneo.

A perfusão também é afetada pela pressão sobre os alvéolos. Qualquer fator que aumente a pressão no interior dos alvéolos pode bloquear os capilares à volta dos alvéolos. A adequação das trocas gasosas depende do equilíbrio entre a perfusão e a ventilação. A ventilação é a entrada e saída de ar para dentro e para fora dos pulmões. Existem quatro condições para o rácio de pulmões:

- Natural.
- Diminuir o rácio (shunt).
- Aumentar o rácio (espaço morto).

A falta de ventilação e de irrigação sanguínea (a unidade de paragem de qualquer fator que bloqueie as vias respiratórias, como a atelectasia, o tumor e a acumulação de secreções) provoca um shunt, ou seja, o sangue regressa ao ventrículo esquerdo sem oxigénio.
A insuficiência respiratória aguda (a mais comum) e as cirurgias torácicas e abdominais são as causas mais comuns de derivação.
Um shunt superior a 20% provoca uma hipoxia grave. Doenças como a embolia pulmonar e o enfarte pulmonar, que reduzem o fluxo sanguíneo, provocam um espaço morto. Uma unidade silenciosa ocorre quando não há ventilação nem fluxo sanguíneo.
Esta condição encontra-se principalmente no pneumotórax e na síndrome de insuficiência respiratória aguda. A função pulmonar é medida através da medição dos volumes e capacidades pulmonares.

Controlo neurológico da respiração

A respiração no estado normal de repouso deve-se à ação dos músculos respiratórios através da estimulação do nervo frénico.
O ritmo da respiração é controlado pelo centro respiratório no cérebro,

que está localizado na medula e na ponte. Existem dois centros principais de respiração na medula: o ventrículo (VRG), que alberga os neurónios caudais e abertos, e o dorsal (DRG), que alberga apenas os neurónios caudais.

A respiração em repouso não requer VRG. As mensagens provenientes do DRG demoram cerca de 2 segundos. Por conseguinte, a respiração do doente dura 2 segundos e depois repousa durante 3 segundos, pelo que o tempo de expiração do doente é de 3 segundos. O doente não precisa de uma ponte cerebral para respirar normalmente.

O centro apnostal na parte inferior da ponte estimula o centro respiratório na medula e estimula a cauda profunda e longa.

O centro pneumotáxico acima da ponte também controla o padrão de respiração e permite que a respiração e a fala ocorram simultaneamente. Este centro acelera o encerramento da cauda.

Numerosos grupos de receptores ajudam o cérebro a controlar a respiração.

Os quimiorreceptores centrais na medula respondem a alterações químicas no LCR que são, por sua vez, o resultado de alterações químicas no sangue. Estes quimiorreceptores reagem para aumentar ou diminuir o CO_2 e o pH e enviam mensagens aos pulmões para alterar a profundidade e o número de respirações.

Os quimiorreceptores periféricos nos arcos aórtico e carotídeo são sensíveis a alterações mínimas da $PaCO_2$, seguidas de PaCO2 e PH. Os receptores musculares e articulares respondem aos movimentos do corpo (exercício). É necessária mais ventilação durante o exercício, pelo que o movimento das articulações dentro da gama de ADM pode aumentar o número de respirações.

5- Os receptores dos corpos aórtico e carotídeo também respondem a um aumento ou diminuição da paco2 e aumentam ou diminuem a ventilação.

O aumento do CO_2 é um estímulo natural para aumentar a ventilação. A diminuição da PaO2 também pode estimular a ventilação, mas apenas quando é inferior a 70 mm Hg.

O reflexo da tosse é um reflexo nervoso que é estimulado por um estímulo mecânico. A inalação de estímulos e de muco estimula rapidamente os receptores de tração situados na carina e nos grandes brônquios, o que acaba por provocar a saída do gás com grande intensidade (tosse).

A reação de Herring Brewer, activada pelos receptores nos alvéolos, impede que os pulmões se dilatem demasiado.

Apenas 3% do oxigénio se dissolve no plasma, o que é indicado pela FiO_2, e a Hb, que se chama oxihemoglobina, dissolve o resto. Quando a Hb está Z100 saturada de oxigénio, ou seja, 1 g de hemoglobina combinada com 1,34 ml de oxigénio.

O Sat O_2 nunca será superior a 97% a menos que a PaO2 seja de 600 mmHg até que o Sat O_2 atinja 100%. A 100 = O_2 sat, a pao2 é igual a 97%; e a 40 = O_2 Sat, a pao2 é igual a 75%. De facto, a Sat = 50-100, a PaO_2 não se altera muito, mas se a PaO_2 descer abaixo de 50, a saturação arterial de oxigénio altera-se muito.

A curva de separação da oxihemoglobina mostra a relação entre PaO_2 e sat O_2. Um aumento de CO_2, uma diminuição do pH através da temperatura e um aumento de 2 e 3 difosfogliceratos fazem com que a curva se desloque para a direita. O oxigénio é transportado pelo corpo de três formas:

- ✓ Combinado com água, ou seja, sob a forma de ácido carbónico (70%).
- ✓ Ligado à hemoglobina.
- ✓ Dissolvido no plasma.

Nos pulmões, o H_2CO_3 é convertido em dióxido de carbono pela enzima anidrase carbónica, pelo que o CO_2 é excretado por expiração, mas volta a ligar-se no sangue a H e CO_2.

Alterações do sistema respiratório na velhice As alterações graduais da função do sistema respiratório começam na meia-idade.

A razão mais importante para estes doentes é a falta de ar (falta de ar).

O tabagismo (o fator mais importante) e a exposição ao fumo passivo, os antecedentes familiares ou genéticos, as alergias e a poluição ambiental, bem como a exposição profissional, contam-se entre os factores de risco mais importantes para as doenças respiratórias.

A falta de ar súbita numa pessoa saudável pode indicar pneumotórax, obstrução das vias respiratórias e SDRA.

Numa pessoa após uma cirurgia, a falta de ar súbita pode dever-se a uma embolia pulmonar. O assobio é causado principalmente pelo estreitamento dos brônquios e das vias respiratórias.

A falta de ar com pieira na expiração ocorre em doentes com DPOC. O assobio na cauda e na expiração indica geralmente asma, se não houver possibilidade de insuficiência cardíaca. A respiração vocal pode ser o resultado de obstrução das vias aéreas com obstrução dos brônquios principais (devido a um tumor ou corpo estranho).

Na inflamação da traqueia e da laringe, ouve-se uma tosse forte. A inflamação das superfícies traqueais provoca uma tosse ferrugenta (tosse simples). Tosse com dor pleural, anomalias pleurais ou da parede torácica (envolvimento músculo-esquelético). A tosse nocturna pode ser devida a insuficiência cardíaca direita com asma brônquica.

A tosse matinal, com produção de expetoração, pode ser um sinal de bronquite. A tosse quando o doente está deitado de costas e tem expetoração na parte de trás da garganta pode ser sinal de sinusite crónica. Se a causa da tosse for a irritação e os planos de cessação do tabagismo, pode ser possível melhorar a tosse consumindo um pouco de líquido quente, porque foi a causa da irritação da garganta. A tosse aguda é uma tosse que dura menos de três semanas e a tosse subaguda é uma tosse que dura 3-8 semanas.

De acordo com o American College of Chest, em vez de analgésicos para a tosse (como xarope para a tosse e rebuçados para a tosse), é melhor do que os anti-histamínicos de primeira geração para tratar a tosse aguda ou a síndrome da tosse do trato respiratório superior, que é secundária a doenças sinusais e nasais (devido a Descarga atrás da garganta).

Expetoração: Expetoração excessiva e purulenta (espessa, amarela, verde ou vermelha) ou descolorida é sinal de uma infeção bacteriana. A expetoração é baixa, mucosa e recorrente devido a infecções virais (por exemplo, na bronquite viral).

Um aumento gradual da expetoração durante um longo período pode indicar bronquite crónica ou atelectasia. Expetoração cor-de-rosa causada por um tumor. A expetoração excessiva, espumosa e cor-de-rosa que sobe frequentemente até à garganta pode ser um sinal de edema pulmonar. O mau hálito pode ser um sinal de abcesso pulmonar e bronquiectasia ou de uma infeção pulmonar. Nos doentes com expetoração. São encorajados a beber muitos líquidos e incenso para reduzir a concentração de expetoração e diminuir a sua produção. Os alimentos preferidos do doente são fornecidos.

A ingestão de um sumo de citrinos antes de uma refeição altera o sabor da boca do doente e dá-lhe vontade de comer. A dor no peito associada a uma doença pulmonar é aguda, penetrante (como uma punhalada) e intermitente. Por vezes, é referida como dor, por exemplo, no pescoço, nas costas ou no abdómen. É vaga e contínua (devido a metástases na parede torácica) ou atinge a zona média do tórax com a coluna vertebral. As doenças pulmonares nem sempre causam dor, porque os pulmões e a pleura visceral não têm nervo sensitivo, pelo que a dor não é sentida. A dor pleural é a penetração de uma faca que ocorre com cada cauda. O doente sente-se confortável quando está no lado afetado e doloroso, e a dor diminui se o doente colocar a mão na zona afetada e mantiver o tórax estável.

Para reduzir a dor pulmonar, é preferível não utilizar analgésicos narcóticos, porque afectam o centro respiratório e a tosse.

Anestesia local (bloqueio intercostal) utilizada para aliviar dores fortes. O assobio tem um tom agudo e um som musical que se ouve especialmente durante a expiração e é causado pelo estreitamento das vias respiratórias. O sangue que sai das veias é brilhante, vermelho, espumoso com expetoração e pode ter um sabor salgado na boca e comichão na garganta. Na hemorragia pulmonar, o doente sente uma bolha ou sensação de ardor no peito e dorme em direção ao pulmão que sangra. O sangue dos pulmões tem um pH alcalino (PH >7). A cianose ocorre quando cerca de 5 mg /dl de hemoglobina no sangue carece de O_2.

Nas doenças pulmonares, identifica-se cianose central (examinando a cor da língua e dos lábios). Este sinal indica uma diminuição do oxigénio arterial. Cianose periférica causada pela redução do fluxo sanguíneo para uma área específica do corpo, como um estreitamento das artérias devido a uma constipação, e não é necessariamente um sinal de um problema do sistema central.

O baqueteamento, que é um sinal de hipoxia crónica, o ângulo entre a placa ungueal e o dedo é superior a 160 graus. No baqueteamento inicial, este ângulo de fumo é de 180 graus e no baqueteamento avançado é superior a 180 graus. O método de Schamroth é utilizado para avaliar o baqueteamento inicial. Desta forma, a superfície dorsal (unha) dos dois dedos indicadores é colocada em frente uma da outra. Normalmente, um pequeno orifício feito entre dois dedos. Teste de transiluminação utilizado para examinar os seios etmoidais e axilares. Numa sala escura, uma lanterna é ligada e colocada no seio etmoidal do doente.

A outra mão da enfermeira é colocada sobre as sobrancelhas da pessoa para evitar que a luz se espalhe. Se os seios etmoidais estiverem saudáveis, os raios de luz são vistos na testa. Coloca-se uma lanterna no seio maxilar e pede-se ao doente que abra a boca. Se o seio maxilar for saudável, a luz deve ser visível no céu da boca do doente.

Naturalmente, a relação entre o diâmetro anterior posterior e o diâmetro lateral é de 1,2.

1- Tórax em barril: O diâmetro anterior do humor aumenta. Esta condição ocorre no enfisema.

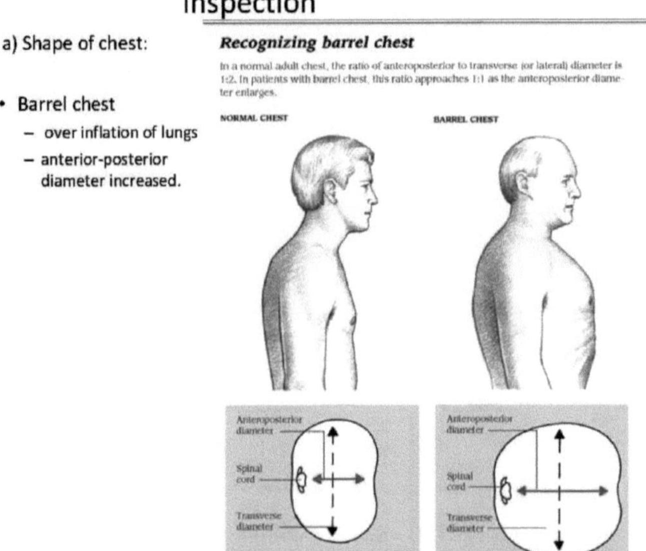

Figura 57. Avaliação do sistema respiratório

2- Tórax em funil: A parte inferior do esterno está afundada. Nesta situação, o coração e as artérias grandes ficam comprimidos, provocando um sopro. Estas condições são observadas na suavidade do osso e na síndrome do esfíncter.

3- Peito de pombo (peito de pombo): Ocorre devido à deslocação do esterno. Os defeitos congénitos da parede auricular com o ventrículo são a causa mais comum. Osteoporose, síndroma de Marfan e cifoescoliose grave, ver também. Na escoliose cifótica, a omoplata sobe e ocorre um problema na coluna vertebral dessa parte. Esta deformidade limita a dilatação dos pulmões.

Referências

Kudler HS, Krupnick JL, Blank AS Jr, Herman JL, Horowitz MJ. Terapia psicodinâmica para adultos. In: Foa EB, Keane TM, Friedman MJ, Cohen JA, editores. Effective treatments for PTSD: Practice guidelines from the International Society for Traumatic Stress Studies. 2ª ed. Nova Iorque: Guilford Press; 2009. pp. 346-369.

Kuhn JH, Nakashima J. Community Homelessness Assessment, Local Education and Networking Group (CHALENG) para veteranos: O décimo quinto relatório anual de progresso sobre a lei pública 105-114 serviços para avaliação e coordenação de veteranos sem-abrigo 11 de março de 2009. Washington, DC: Departamento de Assuntos dos Veteranos dos EUA; 2011.

Kulka RA, Schlenger WE, Fairbank JA, Hough RL, Jordan BK, et al. The National Vietnam Veterans Readjustment Study: Tabelas de resultados e apêndices técnicos. Research Triangle Park, NC: Research Triangle Institute; 1990.

Kulka RA, Schlenger WE, Fairbank JA, Hough RL, Jordan BK, Marmar CR, et al. Trauma e a geração da guerra do Vietname: Report of findings from the National Vietnam Veterans Readjustment Study. New York: Brunner/Mazel; 1990.

Kushner MG, Krueger R, Frye B, Peterson J. Epidemiological perspectives on co-occurring anxiety disorder and substance use disorder. In: Stewart SH, Conrod PJ, editores. Anxiety and substance use disorders: The vicious cycle of comorbidity. New York: Springer Science + Business Media; 2008. pp. 3-17.

Lacoursiere RB. "Burnout" e tratamento de utilizadores de substâncias: O fenómeno e a experiência do administrador-clínico. Substance Use & Misuse. 2001; 36:1839-1874.

Laflamme L, Burrows S, Hasselberg M. Socioeconomic differences in injury risks: A review of findings and a discussion of potential countermeasures. Genebra: Organização Mundial da Saúde; 2009.

Lalor K, McElvaney R. Child sexual abuse, links to later sexual exploitation/high-risk sexual behavior, and prevention/treatment programs (Abuso sexual de crianças, ligações com exploração sexual posterior/comportamento sexual de alto risco e programas de prevenção/tratamento). Trauma, Violence, & Abuse (Trauma, Violência e Abuso). 2010;11: 159-177.

Lang AJ, Strauss JL, Bomyea J, Bormann JE, Hickman SD, Good RC, et al. The theoretical and empirical basis for meditation as an intervention for PTSD. Behavior Modification. 2012; 36(6):759-786.

Laugharne J, Lillee A, Janca A. Role of psychological trauma in the cause and treatment of anxiety and depressive disorders. Current Opinion in Psychiatry. 2010;23: 25-29.

Lawyer SR, Resnick HS, Galea S, Ahern J, Kilpatrick DG, Vlahov D. Predictors of peritraumatic reactions and PTSD following the September 11th terrorist attacks. Psychiatry. 2006;69: 130-141.

Layne CM, Warren JS, Watson PJ, Shalev AY. Risk, vulnerability, resistance, and resilience (Risco, vulnerabilidade, resistência e resiliência): Toward an integrative conceptualization of posttraumatic adaptation (Para uma concetualização integrativa da adaptação pós-traumática). In: Friedman MJ, Keane TM, Resick PA, editores. Handbook of PTSD: Science and practice. New York: Guilford Press; 2007. pp. 497-520.

Lee BA, Schreck CJ. Perigo nas ruas: Marginality and victimization among homeless people (Marginalidade e vitimização entre os sem-abrigo). American Behavioral Scientist. 2005;48:1055-1081.

Lee CS, Chang JC, Liu CY, Chang CJ, Chen THH, Chen CH, et al.

Aculturação, comorbilidade psiquiátrica e perturbação de stress pós-traumático numa população aborígene de Taiwan. Social Psychiatry and Psychiatric Epidemiology (Psiquiatria Social e Epidemiologia Psiquiátrica). 2009;44:55-62.

Lee E, Mock MR. Famílias asiáticas: Uma visão geral. In: McGoldrick M, Giordano J, Garcia-Preto N, editores. Ethnicity and family therapy (Etnia e terapia familiar). 3rd ed. Guilford Press; New York: 2005. Guilford Press; Nova Iorque: 2005. pp. 269-289.

Lee E, Mock MR. Famílias chinesas. In: McGoldrick M, Giordano J, Garcia-Preto N, editores. Ethnicity and family therapy (Etnia e terapia familiar). 3rd ed. Guilford Press; New York: 2005. Guilford Press; Nova Iorque: 2005. pp. 302-318.

Lee TT, Westrup DA, Ruzek JI, Keller J, Weitlauf JC. Impact of clinician gender on examination anxiety among female veterans with sexual trauma: Um estudo piloto. Journal of Women's Health. 2007;16:1291-1299.

Lensvelt-Mulders G, van der Hart O, van Ochten JM, van Son MJM, Steele K, Breeman L. Relations among peritraumatic dissociation and posttraumatic stress: A meta-analysis. Clinical Psychology Review. 2008;28:1138-1151.

Lester K, Resick PA, Young-Xu Y, Artz C. Impact of race on early treatment termination and outcomes in posttraumatic stress disorder treatment. Journal of Consulting and Clinical Psychology. 2010;78:480-489.

Levitt JT, Malta LS, Martin A, Davis L, Cloitre M. A aplicação flexível de um tratamento manualizado para os sintomas de PTSD e perturbações funcionais relacionadas com o ataque de 11 de setembro ao World Trade Center. Behaviour Research and Therapy. 2007;45:1419-1433.

Lewis KL, Grenyer BF. Personalidade limítrofe ou perturbação complexa de stress pós-traumático? Uma atualização da controvérsia. Harvard Review of Psychiatry. 2009;17:322-328.

Lewis-Fernández R, Martinez-Taboas A, Sar V, Patel S, Boatin A. The cross-cultural assessment of dissociation. In: Wilson JP, Tang CS, editores. Cross-cultural assessment of psychological trauma and PTSD. New York: Springer Science + Business Media; 2007. pp. 279-317.

Libby AM, Orton HD, Beals J, Buchwald D, Manson SM. Childhood abuse and later parenting outcomes in two American Indian tribes (Abuso na infância e resultados parentais posteriores em duas tribos de índios americanos). Child Abuse & Neglect. 2008;32:195-211.

Lilly MM, Graham-Bermann SA. Ethnicity and risk for symptoms of posttraumatic stress following intimate partner violence. Journal of Interpersonal Violence. 2009;24:3-19.

Lu W, Mueser KT, Rosenberg SD, Jankowski MK. Correlatos de experiências adversas na infância entre adultos com perturbações graves do humor. Psychiatric Services. 2008;59:1018-1026.

Luce H, Schrager S, Gilchrist V. Sexual assault of women. American Family Physician. 2010;81:489-495.

Lutz GM, Kramer RE, Gonnerman ME, Lantz GL, Downs WR. Abuso de substâncias e o desastre das cheias de Iowa de 1993: Relatório final. Cedar Falls, IA: Universidade do Norte de Iowa; 1995.

Lynch M, Cicchetti D. An ecological-transactional analysis of children and contexts: The longitudinal interplay among child maltreatment, community violence, and children's symptomatology. Development and Psychopathology. 1998;10:235-257.

Lynch SM. Surviving sexual violence: A guide to recovery and empowerment. Lanham, MD: Rowman & Littlefield; 2011. Restoring relationships: Group interventions for survivors of sexual traumas; pp. 179-198.

Macklin ML, Metzger LJ, Litz BT, McNally RJ, Lasko NB, Orr SP, et al. Lower precombat intelligence is a risk fator for posttraumatic stress disorder. Journal of Consulting and Clinical Psychology. 1998;66:323-326.

Maercker A, Zöllner T, Menning H, Rabe S, Karl A. Dresden PTSD treatment study: Ensaio controlado e aleatório com sobreviventes de acidentes de viação. BMC Psychiatry. 2006;6:29.

Maes M, Delmeire L, Mylle J, Atamura C. Risk and preventive factors of post-traumatic stress disorder (PTSD): O consumo de álcool e a intoxicação antes de um acontecimento traumático diminuem o risco relativo de desenvolver PTSD em resposta a esse trauma. Journal of Affective Disorders. 2001;63:113-121.

Maguen S, Luxton DD, Skopp NA, Madden E. Gender differences in traumatic experiences and mental health in active duty soldiers redeployed from Iraq and Afghanistan (Diferenças de género em experiências traumáticas e saúde mental em soldados no ativo transferidos do Iraque e do Afeganistão). Journal of Psychiatric Research. 2011;46(3):311-316.

Maguen S, Ren L, Bosch JO, Marmar CR, Seal KH. Gender differences in mental health diagnoses among Iraq and Afghanistan veterans enrolled in veterans affairs health care. American Journal of Public Health. 2010;100:2450-2456.

Maguen S, Suvak M, Litz BT. Predictors and prevalence of posttraumatic stress disorder among military veterans. In: Adler AB, Castro CA, Britt TW, editores. Military life: The psychology of serving in peace and combat (2): Stress operacional. Westport, CT: Praeger Security International; 2006. pp. 141-169.

Yasrebi, S., Baradaran Bagheri, R., (2022), Efeito da capacidade da enoxaparina para o sucesso e o resultado neonatal da fertilização in vitro, Eurasian Journal of Chemical, Medicinal and Petroleum Research 1(5), 140-152

Sourili, S., (2024), What are the radiological criteria for identifying the Corona virus in CT scan images?, Eurasian Journal of Chemical, Medicinal and Petroleum Research, 2024, 3(2), 577-593

Soubkari, S., (2024), Covid CT Chest Finding, Eurasian Journal of Chemical, Medicinal and Petroleum Research, 3(2), 563-576

Soubhak, S., (2024), Nursing actions in patients undergoing laryngectomy in relation to reducing anxiety and depression, Eurasian Journal of Chemical, Medicinal and Petroleum Research, 3 (2), 530-542

Rassam, M, Davoudi, B., (2024), A Comprehensive Overview of Breast Cancer Surgery Strategies: Avanços, opções e considerações, Eurasian Journal of Chemical, Medicinal and Petroleum Research, 2024, 3 (2), 629-643

Rasouli, F., (2024), Predicts fator in Polycystic Ovary Syndrome: An Evidence-based Study and Invitation from the Chief Editor, Eurasian Journal of Chemical, Medicinal and Petroleum Research, 2024, 3 (2), 644-650

Rahi, D, Abbassi, S, Tajbakhsh, N., (2024), Evaluation of Root Canal Morphology of Mandibular Bone Using Radiological Imaged a Systematic Review, Eurasian Journal of Chemical, Medicinal and Petroleum Research, 3 (3), 993-1015

Rahi, D, Abbassi, S, Tajbakhsh, N., (2024), A systematic Review on Epidemiologic Study on Radiolucent lesions in Patients Referred to Radiology Departments, Eurasian Journal of Chemical, Medicinal and Petroleum Research, 3 (3), 1016-1035

Musaei, S; (2023), The Effect of Pregnancy on the Skin, Eurasian Journal of Chemical, Medicinal and Petroleum Research, 2(1), 17-23

Motamedi, T., Alizadeh Otaghvar, H., Motamedi, MJ., (2023), Investigating the Causes of Re-Laparotomy Surgery in the Field of Gastrointestinal Cancer in Patients Referred to Rasul Akram (PBUH) Educational and Therapeutic Complex, Eurasian Journal of Chemical, Medicinal and Petroleum Research 2 (1), 37-46

Moradi, A., Abedini, N., (2022), Effect of Dministration of Tranexamic Acid in Total Knee Arthroplasty, Eurasian Journal of Chemical, Medicinal and Petroleum Research 1, 111-125

Mendes DD, Mello MF, Ventura P, Passarela CM, Mari JJ. Uma revisão sistemática sobre a eficácia da terapia cognitivo-comportamental para o transtorno de stress pós-traumático. Revista Internacional de Psiquiatria em Medicina. 2008;38:241-259.

Mehdinavaz Aghdam, A., Rousta, F., (2023), Investigating the Risk Factors of Hypoparathyroidism after Total Thyroidectomy, Eurasian Journal of Chemical, Medicinal and Petroleum Research 2(2), 147-158

McWilliams LA, Cox BJ, Enns MW. Perturbações do humor e da ansiedade associadas à dor crónica: Um exame numa amostra representativa a nível nacional. Pain. 2003;106:127-133.

McNamara C, Schumacher JE, Milby JB, Wallace D, Usdan S. Prevalence of nonpsychotic mental disorders does not affect treatment outcome in a homeless cocaine-dependent sample. American Journal of Drug and Alcohol Abuse. 2001;27:91-106.

McLeod DS, Koenen KC, Meyer JM, Lyons MJ, Eisen S, True W, et al. Genetic and environmental influences on the relationship among combat exposure, posttraumatic stress disorder symptoms, and alcohol use. Journal of Traumatic Stress. 2001;14:259- 275.

McLean CP, Steenkamp MM, Levy HC, Litz BT. Transtorno de stress pós-traumático. In: Cucciare MA, Weingardt KR, editores. Using technology to support evidence-based behavioral health practices: A clinician's guide. New York: RoutledgeZTaylor & Francis Group;

2010. pp. 45-68.

McLean CP, Foa EB. Terapia de exposição prolongada para a perturbação de stress pós-traumático: A review of evidence and dissemination. Expert Review of Neurotherapeutics. 2011;11:1151- 1163.

McLean CP, Asnaani A, Litz BT, Hofmann SG. Gender differences in anxiety disorders: prevalence, course of illness, comorbidity and burden of illness. Journal of Psychiatric Research. 2011;45:1027-1035.

McLean CP, Anderson ER. Brave men and timid women? Uma revisão das diferenças de género no medo e na ansiedade. Clinical Psychology Review. 2009;29:496-505.

McLay RN, Klam WP, Volkert SL. Insomnia is the most commonly reported symptom and predicts other symptoms of post-traumatic stress disorder in U.S. service members returning from military deployments. Military Medicine. 2010;175:759-762.

McLaughlin KA, Green JG, Gruber MJ, Sampson NA, Zaslavsky AM, Kessler RC. Adversidades na infância e perturbações psiquiátricas em adultos na replicação II do inquérito nacional de comorbilidade: Associações com a persistência de perturbações do DSM-IV. Arquivos de Psiquiatria Geral. 2010;67:124-132.

McLaughlin KA, Green JG, Gruber MJ, Sampson NA, Zaslavsky AM, Kessler RC. Childhood adversities and adult psychopathology in the National Comorbidity Survey Replication (NCS-R) III: Associations with functional impairment related to DSM-IV disorders. Psychological Medicine. 2010;40:847-859.

McHugo GJ, Caspi Y, Kammerer N, Mazelis R, Jackson EW, Russell L, et al. The assessment of trauma history in women with co-occurring substance abuse and mental disorders and a history of interpersonal violence. The Journal of Behavioral Health Services & Research.

2005;32:113-127.

McGovern MP, Lambert-Harris C, Alterman AI, Xie H, Meier A. Um ensaio controlado e aleatório que compara a terapia cognitivo-comportamental integrada com o aconselhamento individual sobre toxicodependência para o uso concomitante de substâncias e perturbações de stress pós-traumático. Journal of Dual Diagnosis. 2011;7:207-227.

McGovern MP, Lambert-Harris C, Acquilano S, Xie H, Alterman AI, Weiss RD. A cognitive behavioral therapy for co-occurring substance use and posttraumatic stress disorders. Addictive Behaviors. 2009;34:892-897.

McFall M, Atkins DC, Yoshimoto D, Thompson CE, et al. Integrar o tratamento de cessação do tabaco nos cuidados de saúde mental para pacientes com perturbação de stress pós-traumático. American Journal on Addictions. 2006;15:336-344.

McDonagh A, Friedman M, McHugo G, Ford J, Sengupta A, Mueser K, et al. Ensaio aleatório de terapia cognitivo-comportamental para a perturbação de stress pós-traumático crónico em mulheres adultas sobreviventes de abuso sexual na infância. Journal of Consulting and Clinical Psychology. 2005;73:515-524.

McCutcheon VV, Heath AC, Nelson EC, Bucholz KK, Madden PA, Martin NG. Clustering of trauma and associations with single and co-occurring depression and panic attack over twenty years (Agrupamento de traumas e associações com depressão única e concomitante e ataques de pânico ao longo de vinte anos). Investigação sobre gémeos e genética humana. 2010;13:57-65.

McCarthy E, Petrakis I. Epidemiology and management of alcohol dependence in individuals with post-traumatic stress disorder (Epidemiologia e gestão da dependência do álcool em indivíduos com perturbação de stress pós-traumático). CNS Drugs. 2010;24:997-1007.

Mathieu A, Mazza S, Petit D, Decary A, Massicotte-Marquez J, Malo J, et al. A idade agrava o abrandamento do EEG e os défices de atenção na síndrome da apneia obstrutiva do sono? Clinical Neurophysiology. 2007;118:1538-1544.

Maschi T, Dennis KS, Gibson S, MacMillan T, Sternberg S, Hom M. Trauma e stress entre adultos mais velhos no sistema de justiça criminal: A review of the literature with implications for social work. Journal of Gerontological Social Work. 2011;54:390- 424.

Martin SL, Ray N, Sotres-Alvarez D, Kupper LL, Moracco KE, Dickens PA, et al. Physical and sexual assault of women with disabilities. Violence Against Women. 2006;12:823-837.

Martin M, Marchand A, Boyer R, Martin N. Predictors of the development of posttraumatic stress disorder among police officers. Journal of Trauma & Dissociation. 2009;10:451-468.

Marshall-Berenz EC, Vujanovic AA, Zvolensky MJ. Main and interactive effects of a nonclinical panic attack history and distress tolerance in relation to PTSD symptom severity. Journal of Anxiety Disorders. 2011;25:185-191.

Marshall GN, Schell TL, Miles JN. Ethnic differences in posttraumatic distress (Diferenças étnicas na angústia pós-traumática): Os sintomas dos hispânicos diferem em tipo e grau. Journal of Consulting & Clinical Psychology. 2009;77:1169-1178.

Marshall GN, Schell TL, Elliott MN, Berthold SM, Chun CA. Mental health of Cambodian refugees 2 decades after resettlement in the United States (Saúde mental dos refugiados cambojanos 2 décadas após a reinstalação nos Estados Unidos). JAMA. 2005;294:571-579.

Marsella AJ. Ethnocultural aspects of PTSD: Uma visão geral dos conceitos, questões e tratamentos. Traumatologia. 2010;16:17-26.

Marsella AJ, Johnson JL, Watson P, Gryczynski J. Conceitos e fundamentos essenciais. Em: Marsella AJ, Johnson JL, Watson P, Gryczynski J, editores. Ethnocultural perspectives on disaster and trauma: Foundations, issues, and applications. New York: Springer Science + Business Media; 2008. pp. 3-13.

Marsella AJ, Christopher MA. Ethnocultural considerations in disasters: An overview of research, issues, and diretions. Psychiatric Clinics of North America. 2004;27:521- 539.

Marques L, Robinaugh DJ, LeBlanc NJ, Hinton D. Variações transculturais na prevalência e apresentação de perturbações de ansiedade. Expert Review of Neurotherapeutics. 2011;11:313-322.

Maroufi, P, Pourlak, T., (2024), Determinação do nível de D-dímero no diagnóstico de trombose venosa profunda após fratura da extremidade inferior: um estudo transversal, Eurasian Journal of Chemical, Medicinal and Petroleum Research, 2024, 3 (2), 651-658

Margy, S., (2022), A Review of the Effect of Brain imaging- Short Review, Eurasian Journal of Chemical, Medicinal and Petroleum Research, 1(3), 88-99

Marchand A, Guay S, Boyer R, Lucci S, Martin A, St-Hilaire MH. A Randomized controlled trial of an adapted form of individual critical incident stress debriefing for victims of an armed robbery. Brief Treatment and Crisis Intervention. 2006;6:122-129.

Manson SM, Beals J, Klein SA, Croy CD. Social epidemiology of trauma among 2 American Indian reservation populations. Jornal Americano de Saúde Pública. 2005;95:851-859.

Mancino MJ, Pyne JM, Tripathi S, Constans J, Roca V, Freeman T. Quality-adjusted health status in veterans with posttraumatic stress disorder. Journal of Nervous and Mental Disease. 2006;194:877-879.

Malta LS, Levitt JT, Martin A, Davis L, Cloitre M. Correlatos de comprometimento funcional em sobreviventes de terrorismo em massa que procuram tratamento. Behavior Therapy. 2009;40:39-49.

Mahmut, T., (2022), Hydropower plant and its environmental effects, Eurasian Journal of Chemical, Medicinal and Petroleum Research, 1(4), 130-137

Kolahdouzan, K., Nazari, B., (2023), Strategies for the prevention of postperative chronic pain: Perioperative pain management after total joint replacement: a systematic review, Eurasian Journal of Chemical, Medicinal and Petroleum Research 2(2), 129-146

Jafari, M., (2024), Sinalização Bioquímica da Via Génica de Metilação e Desmetilação em Adultos Gordos e Atletas com Pontos Dopaminérgicos, Eurasian Journal of Chemical, Medicinal and Petroleum Research, 3 (3), 841-861

Jafari, M., (2024), Uma revisão sistemática: The Relation Between Vitamin D and Short Chain Fatty Acid in Serum Plasma with Protein Recombination in VDR in Multiple Sclerosis Patients (MS), Eurasian Journal of Chemical, Medicinal and Petroleum Research, 2024, 3 (3), 819-840

Hashemzadeh, K., Dehdilan, M., (2023), Determining the Contribution of Hyperlipidemia to Mortality Post anesthesia in Patients who are Candidates for Coronary Artery Graft Surgery, Eurasian Journal of Chemical, Medicinal and Petroleum Research 2(2), 159168

Hashemzadeh, K., Dehdilan, M., (2022), Results of Cardiac Surgeries in Pediatric Requiring Cardiac Surgery Hospitalized in the Intensive Care Unit, Eurasian Journal of Chemical, Medicinal and Petroleum Research 1(4), 189-197

Fattah, V., Irajian, M., (2022), Investigando o Efeito do Ácido Hialurónico no Controlo da Dor na Artroplastia Total do Tornozelo: Uma revisão sistemática, Eurasian Journal of Chemical, Medicinal and Petroleum Research 1(5), 23-40

Eghdam Zamiri, R., Mohammad Rahimi, M., (2024), Biomarkers Profile in Breast Carcinoma Presenting with Prostate Metastasis, Eurasian Journal of Chemical, Medicinal and Petroleum Research, 2024, 3 (2), 619-628

Deltani, D., (2024), Benefits of Skin Rejuvenation with RF Micro Needling, Eurasian Journal of Chemical, Medicinal and Petroleum Research, 3 (3), 906-928

Birman, D.H., (2023), Investigação dos efeitos da Covid-19 em diferentes órgãos do corpo, Eurasian Journal of Chemical, Medicinal and Petroleum Research, 2(1), 24-36

Baradaran Bagheri, R., (2022), Oxytocin during Elective Caesarean Section and Risk of Severe Postpartum Haemorrhage. Eurasian Journal of Chemical, Medicinal and Petroleum Research 1(5), 126-139

Baradaran Bagheri, R., (2022), Gestão de Tumores Cerebrais na Gravidez de Fertilização In Vitro: Revisão sistemática, Eurasian Journal of Chemical, Medicinal and Petroleum Research 1 (4), 223-236

Azhough, R., (2024), Types of Surgery for Anal Cancer, Eurasian Journal of Chemical, Medicinal and Petroleum Research, 3 (3), 809-818

Alahgholi, A., Baradaran Bagheri, R., (2022), Pregnancy-Related Hand & Wrist Problem; Focus in surgery: Systematic Review, Eurasian Journal of Chemical, Medicinal and Petroleum Research 1(4), 237-249

Alahgholi, A., Baradaran Bagheri, R., (2022), Caracterização da disfunção do joelho, cirurgia do joelho e factores de risco relacionados durante a gravidez: revisão sistemática, Eurasian Journal of Chemical, Medicinal and Petroleum Research 1(4), 250-259

Ahmadpour, A., (2023), Re-Boiler Simulation of Separation Tower of

Methanol to Propylene Conversion Unit, Eurasian Journal of Chemical, Medicinal and Petroleum Research 2(1), 54-59

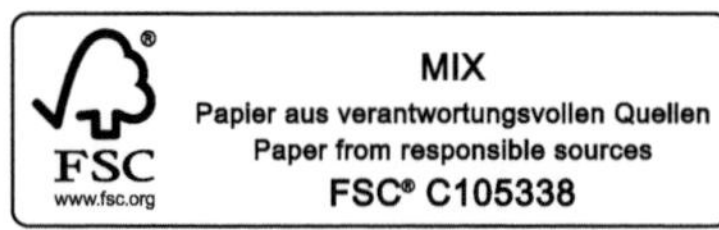

Printed by Books on Demand GmbH, Norderstedt / Germany